Das Handbuch für den Praxiserfolg

Praxismarketing und Praxisorganisation für niedergelassene Ärzte

Heinz Welling

2. überarbeitete Auflage

27 Abbildungen
7 Tabellen

Georg Thieme Verlag
Stuttgart · New York

Heinz Welling
Unterstraße 45 a
42929 Wermelskirchen

Bibliografische Information
der Deutschen Bibliothek

Die Deutsche Bibliothek verzeichnet
diese Publikation in der Deutschen
Nationalbibliografie; detaillierte
bibliografische Daten sind im Internet
über http://dnb.ddb.de abrufbar.

© 2003 Georg Thieme Verlag
Rüdigerstraße 14
D-70469 Stuttgart
Homepage: http://www.thieme.de

Printed in Germany

Umschlaggestaltung: Thieme Verlagsgruppe
Umschlaggrafik: Martina Berge, Erbach
Grafiken: Ziegler + Müller, Kirchentellinsfurt
Satz: Ziegler + Müller, Kirchentellinsfurt
  Satzsystem: 3B2 (6.05)
Druck: Grammlich, Pliezhausen
Buchbinder: Held, Rottenburg

ISBN 3-13-105702-5   1 2 3 4 5 6

Wichtiger Hinweis: Wie jede Wissenschaft ist die Medizin ständigen Entwicklungen unterworfen. Forschung und klinische Erfahrung erweitern unsere Erkenntnisse, insbesondere was Behandlung und medikamentöse Therapie anbelangt. Soweit in diesem Buch eine Dosierung oder eine Applikation erwähnt wird, darf der Leser zwar darauf vertrauen, dass Autoren, Herausgeber und Verlag große Sorgfalt darauf verwandt haben, dass diese Angabe **dem Wissensstand bei Fertigstellung des Buches** entspricht.

Für Angaben über Dosierungsanweisungen und Applikationsformen kann vom Verlag jedoch keine Gewähr übernommen werden. **Jeder Benutzer ist angehalten,** durch sorgfältige Prüfung der Beipackzettel der verwendeten Präparate und gegebenenfalls nach Konsultation eines Spezialisten festzustellen, ob die dort gegebene Empfehlung für Dosierungen oder die Beachtung von Kontraindikationen gegenüber der Angabe in diesem Buch abweicht. Eine solche Prüfung ist besonders wichtig bei selten verwendeten Präparaten oder solchen, die neu auf den Markt gebracht worden sind. **Jede Dosierung oder Applikation erfolgt auf eigene Gefahr des Benutzers.** Autoren und Verlag appellieren an jeden Benutzer, ihm etwa auffallende Ungenauigkeiten dem Verlag mitzuteilen.

Vorwort zur 2. Auflage

Als ich Ende 2000 die 1. Auflage abschloss, war ich vom Erfolg des Handbuches für den Praxiserfolg noch keineswegs überzeugt. Der Thieme Verlag musste jedoch schon 2001 nachdrucken und es erreichten mich überaus viele positive Stimmen zu dem Buch.

Die kurze Halbwertszeit politischer Beschlüsse und ein noch weiter steigender Druck zur Veränderung im Gesundheitswesen sind sicherlich Ursachen für den Erfolg des Handbuches. Die Situation der niedergelassenen Mediziner hat sich nun noch schneller verändert als das Ende 2000 abzusehen war. So war bei Drucklegung der 1. Auflage noch keine Rede von Disease-Management-Programmen oder von Qualitätsmanagement, jedenfalls nicht in dieser Ausprägung wie es heute diskutiert wird. Apropos Qualitätsmanagement, dieses Thema wird nicht nur im entsprechenden Kapitel behandelt, sondern es zieht sich nun wie ein „roter Faden" durch das ganze Buch.

Sollten Sie Interesse an verschiedenen Aushängen, Tabellen, Formularen o.Ä. im Word-Format haben, so mailen Sie mir bitte unter WellingH@schwarzpharma.com, unter Angabe Ihrer Telefonnummer. Ich setze mich dann mit Ihnen in Verbindung!

In den ersten 18 Monaten wurden immerhin 6500 Exemplare des Handbuches verkauft und ich denke, dass auch die 2. Auflage genauso angenehm leicht zu lesen sein wird und trotzdem wieder reichlich Stoff bietet, die eigene Situation weiter zu überdenken und noch wichtiger, dann auch **entsprechend zu handeln!**

Wermelskirchen,
November 2002

Heinz Welling

Geleitwort

Die Arztpraxis muss heute sehr komplexen Ansprüchen gerecht werden. Fortschritte in der Medizin und ihren Randgebieten, wie Pharmazie und Medizintechnik, sind zu berücksichtigen, die wirtschaftliche Situation wird schwieriger, die Arzt-Patienten-Beziehung wird zunehmend durch Gesetze und Rechtsbestimmungen beeinflusst, und schließlich werden die rechtlichen Rahmenbedingungen ständig durch Gesundheitsreformen geändert.

Für den Arzt bedeutet das zusätzliche Anforderungen und zusätzlichen Zeitaufwand. Er kann sich nicht mehr allein auf die Behandlung seiner Patienten konzentrieren, sondern muss, weit mehr als früher, sich auch um das Management seines Unternehmens Arztpraxis kümmern. Gerade unter den heute schwierigeren wirtschaftlichen Bedingungen einer vertragsärztlichen Praxis können sich Fehler in der Organisation oder der Führung der Praxis rasch verhängnisvoll auswirken. Für die Zusatzaufgabe ist der Arzt in der Regel nicht ausgebildet. Es besteht Beratungsbedarf.

Schwarz Pharma Deutschland hat diesen Beratungsbedarf schon vor vielen Jahren erkannt und eigene Mitarbeiter ausgebildet und in diesem Bereich Erfahrungen sammeln lassen. So entstand ein Servicekonzept zunächst hausärztlicher, später auch fachärztlicher Praxisberatung, das heute, vielfach bewährt, weithin Anerkennung gefunden hat. Der Autor dieses Buches, Heinz Welling, seit 16 Jahren Mitarbeiter des Unternehmens, ist profilierter und erfolgreicher Praxisberater der ersten Generation. Seine Erfahrungen gibt er schon lange als Trainer an Mitarbeiter des Außendienstes weiter.

Das Unternehmen wird damit seinen eigenen Ansprüchen gerecht, die weit über den Vertrieb von Arzneimitteln hinausgehen: Aktive Mitwirkung an Verbesserungen der Effizienz des deutschen Gesundheitssystems.

Dieses Buch bietet Ärzten eine Hilfestellung für die tägliche Praxis und will auch den Ärzten, die eine Niederlassung in eigener Praxis planen, zur Vorbereitung ihrer Tätigkeit behilflich sein.

Dr. med. Erich Schröder
Leiter Unternehmenskommunikation
der Schwarz Pharma Deutschland GmbH

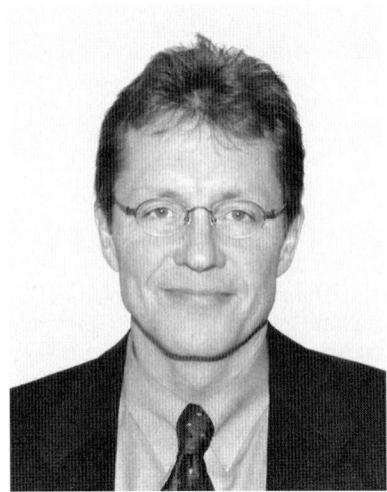

Heinz Welling

1953	geboren in Monheim/Rhein
1971 – 1974	Ausbildung zum Industriekaufmann
1976 – 1984	Kaufmännischer Angestellter, Schwarz Pharma
1984 – 2002	Pharmareferent, Schwarz Pharma
seit 1993	Praxisberater für Hausärzte, Dermatologen, Pneumologen und Kardiologen (bis heute über 400 Beratungen)
1994 – 1998	NLP-Ausbildung mit Master-Abschluss DVNLP (Neurolinguistisches Programmieren)
seit 1995	Referent auf Unternehmer-Workshops für Ärzte
seit 1995	Netzmanager und Referent für Ärztenetze
1999 – 2002	Trainer und Coach Pharmaaußendienst
seit 2002	Consultant für Schwarz Pharma Health Care

Veröffentlichungen:
„Kommunikation in der Medizin – Erfolgreich und zufrieden als Mediziner/in". ecomed verlagsgesellschaft, 2002

Inhaltsverzeichnis

Allgemeine Situation

Seit dem Beginn der 80er Jahre ist ein deutlicher Umbruch im Gesundheitswesen festzustellen.

❖ Das medizinische Wissen verdoppelt sich alle fünf Jahre. Durch diesen Fortschritt verteuerten sich die Diagnose- und Behandlungskosten überproportional.

❖ Als im vorletzten Jahrhundert das Sozialgesetzbuch V eingeführt wurde, starb der Pflichtversicherte im Durchschnitt mit 58 Jahren. Heute werden die Bundesbürger über 20 Jahre älter!
Daher stieg die Zahl der chronisch kranken Patienten und die Zahl der Pflegefälle. Die Menschen erleben ihre Erkrankungen noch, und das wird für das gesamte System teuer.

❖ Die Wiedervereinigung Deutschlands erschwerte die Situation noch weiter. Die Sozialausgaben der neuen Bundesländer konnten zu Beginn dort nur zu 30% selbst erbracht werden. Auch heute ist ein Finanztransfer über den Risiko-Strukturausgleich (RSA) noch immer erforderlich.

❖ In den letzten 10 Jahren ist der Anteil der Grundlohnsumme am Bruttosozialprodukt um 9% gesunken. Die Grundlohnsumme ist die Bemessungsgrundlage für die Abgaben an die gesetzliche Krankenversicherung.

❖ Jedes Jahr kommen 2–3% neu niedergelassene Ärzte hinzu, die sich die immer knapper werdenden Mittel teilen müssen.

Das Versprechen der Politik, im Falle einer Krankheit des Bürgers immer das Bestmögliche, ohne Eigenverantwortung der Menschen, zu tun, konnte nicht mehr gehalten werden.

Bismarck hatte übrigens den Sozialstaat anders verstanden. Ihm ging es ursprünglich um eine Basisversorgung, die im Falle der Erkrankung des Bürgers zur Verfügung gestellt werden sollte. Dafür hatte er das Sozialgesetzbuch V der Reichsversicherungsordnung geschaffen.

Darin kam zum Ausdruck, dass die Versorgung:

❖ zweckmäßig
❖ ausreichend
❖ wirtschaftlich
❖ notwendig

zu sein hatte und nicht mehr!

In den 50er und 60er Jahren dagegen, wurde den Menschen von der Politik und den Kassen suggeriert, alles wäre finanzierbar, auch die „Luxusmedizin" sei selbstverständlich für alle Kassenpatienten zu haben. Die gesetzlichen Krankenkassen wurden sogar als „Verschiebebahnhof" genutzt, damit die Rentenversicherung und Arbeitslosenversicherung gestützt wurden. Daran hat sich bis heute nichts geändert.

Die Forderung, diese versicherungsfremden Leistungen aus der GKV herauszunehmen, um mehr Geld für den stattgefundenen medizinischen Fortschritt zur Verfügung zu haben, sind genauso berechtigt wie weltfremd. In diesem Fall müssten die Arbeitslosen- und Rentenversicherungen erhöht werden, was letztlich eine Steigerung der Lohnnebenkosten bedeuten würde. Im Interesse der Diskussion um die Attraktivität des Standortes Deutschland will das niemand. Wir haben sowieso eine der höchsten Abgabenquoten der Löhne und Gehälter, und jede neue Regierung und alle Parteien versprechen uns regelmäßig diese Quote zu senken.

Die andere Möglichkeit, die Krankenversicherung zu entlasten, wäre es die versicherungsfremden Leistungen der Allgemeinheit, sprich dem Steuerzahler, aufzubürden. Es ist jedoch erklärtes Ziel jeder Regierung, die Steuern zu senken.

Wie sehen die Auswege aus dieser Falle aus? Kassen und Politik wollen mehr **Transparenz** im Gesundheitswesen schaffen. Die Patienten sollen z.B. wissen, was ihre Behandlung kostet. Ein Vorschlag von Herrn Möllemann war vor einigen Jahren, den GKV-Patienten eine Aufstellung ihrer Behandlungskosten, in jedem Quartal, zur Verfügung zu stellen. Ob das sinnvoll ist, sei dahingestellt. Eine andere Form der Transparenz ist der ICD 10. Dadurch werden Verordnungen und Behandlungen transparent, und eine Qualitätskontrolle wird möglich.

Sicher ist, dass **Qualität und Wirtschaftlichkeit** in Zukunft die entscheidenden Größen des Gesundheitssystems werden. Wie sonst soll das System finanziert werden, wenn nicht mehr Geld zur Verfügung steht?

So sollen z.B. die Disease-Management-Programme langfristig Kosten sparen. Qualität und Wirtschaftlichkeit bedeutet aber auch EBM. Was nicht einheitlicher Bewertungsmaßstab bedeutet, sondern **„Evidence Based Medicine"**. Es sind diagnostische und therapeutische Leitlinien zur Unterstützung der Qualitätsplanung und Qualitätssicherung. Die einzelne Praxis wird kaum in der Lage sein, die geforderte Qualität zu gewährleisten. Den vernetzten Strukturen wird daher eine erhöhte Bedeutung zukommen.

Qualität bedeutet jedoch auch die Optimierung der Praxisabläufe und Strukturen. Die 72. Gesundheitsministerkonferenz hat bei ihrer Tagung am 9. und 10. Juni 1999 in Trier festgelegt:

❖ Alle Einrichtungen im Gesundheitswesen haben bis zum 1.1.2003 **jährliche Qualitätsberichte** vorzulegen und diese in geeigneter Form zu veröffentlichen.
❖ Alle Einrichtungen im Gesundheitswesen haben bis zum 1.1.2005 ein **am Stand der Wissenschaft und Technik** orientiertes Qualitätsmanagement einzuführen.

Nun ist die GMK kein Verfassungsorgan und kann daher keine Gesetze beschließen. Zu erwarten ist jedoch, dass die Beschlüsse demnächst auch in den § 135 – 137 des SGB V Bestätigung finden werden. Schon heute wird in diesen Paragraphen Qualität im Gesundheitswesen gefordert!

Der Sachverständigenrat der Bundesregierung führt den Qualitätsgedanken mit folgendem Vorschlag fort:

„Der Gesetzgeber/Körperschaften der Selbstverwaltung werden bis zum 1.1.2008 Möglichkeiten prüfen, nach denen Planung, Zulassung, Kündigungen von Versorgungsverträgen und/oder Vergütungen soweit wie möglich auch an Qualitätskriterien gekoppelt werden. Dabei sind besonders die Auswertungen von Ergebnisqualitäten zu berücksichtigen."

Der Gesetzgeber schreibt also nicht nur Qualität in der Dokumentation vor (ICD 10), sondern zwingt jede Praxis auch Qualitätsmanagementsysteme einzuführen. Im Kapitel **Qualitätsmanagement in der Praxis** wird darauf noch gesondert eingegangen!

Fazit

❖ Es wird nicht mehr Geld ins Gesundheitssystem kommen. Die einzelne Praxis muss sich darauf einstellen, tendenziell weniger Mittel aus der GKV zu erhalten!
❖ Die Qualitätsanforderungen an niedergelassene Ärzte werden steigen, was den Wettbewerbsdruck forcieren wird.
❖ Die Einstellung: „Die KV wird schon für mich sorgen, egal wie ich die Praxis führe", entspricht der Mentalität der fünfziger und sechziger Jahre des letzten Jahrhunderts. Sie wird den heutigen Anforderungen nicht mehr gerecht. Der Wettbewerb zwischen niedergelassenen Ärzten hat bereits begonnen. Er wird sich in den nächsten Jahren deutlich verschärfen!

Was tun?

Wissen und nicht danach zu handeln
heisst noch nicht zu wissen.
Buddhistische Weisheit

Was soll man tun, um den Herausforderungen der Zukunft zu begegnen? Entscheidend wird es sein, nicht nur unternehmerisch zu denken, sondern auch so zu handeln. Zur Zeit denken ca. 20 % der niedergelassenen Ärzte unternehmerisch, jedoch nur 5 % handeln auch so!

> **Wer aufgehört hat, besser zu werden, hat aufgehört gut zu sein!** *Phillip Rosenthal*

Diesen Slogan habe ich z. B. in der Werkstatt eines Autohauses gefunden. Er trifft nicht nur auf die Mitarbeiter dieser Firma zu. Er hat für Ihre Berufsgruppe eine noch größere Bedeutung! Die Fortschritte in der Medizin sind unübersehbar und der wirtschaftliche Druck ist täglich zu spüren.

Um auch in Zukunft im Gesundheitsmarkt bestehen zu können, ist daher Folgendes unabdingbar:

1. **Die Vergangenheit so zu lassen, wie sie ist, und nicht in ihr zu leben.** Sicher ist es sinnvoll, aus dem zu lernen, was man erlebt hat, jedoch ein ständiges Jammern wie schön doch alles einmal war, hilft nicht die Herausforderungen der Zukunft zu meistern. Ich kenne das Lamentieren einiger älterer Mediziner aus den alten Bundesländern über die goldenen 70er Jahre. Etwas Ähnliches höre ich auch, wenn ich in den neuen Ländern unterwegs bin. Dort trauert manch einer der vergangenen sozialen Sicherheit nach und bedauert den heutigen Marktdruck.
Beides hilft heute nicht weiter, denn die Zeit und die Anforderungen haben sich geändert, und dem muss Rechnung getragen werden!

> **Man kann nicht vorwärts gehen und dabei nach hinten sehen**

2. **Die Gegenwart sollte Sie naturgemäß beschäftigen.** Denn es ist Ihr Beruf, Menschen zu helfen und ein Unternehmen zu führen. Bestimmen Sie heute Ihren Standort, schauen Sie sich genau an was Sie tun und vor allem wie Sie etwas tun. Nutzen Sie dabei sämtliche Feedbackmöglichkeiten in Ihrer Familie, bei Ihren Mitarbeiterinnen und Patienten. Damit haben Sie die Möglichkeit, die Zukunft erfolgreich zu gestalten.

3. **„Die Zukunft fasziniert mich, denn ich werde in ihr leben!" (Albert Einstein)** Ich möchte diesen treffenden Ausspruch von Albert Einstein übersetzen: **Wer heute, z. B. Qualitätsmanagement in die Praxis integriert, wird der Gewinner von morgen sein.** Darin wird Ihr Erfolg liegen. Heute werden die Weichen für morgen gestellt, und wer das nicht erkennt, der wird den Anschluss verpassen. Der Spruch **„wer vordenkt, braucht nicht nachzudenken"** hat seine absolute Berechtigung!
Oder wie hat es Emmet (Doc) Brown ausgedrückt: „Die Zukunft ist das was Du daraus machst!"

> **Wer heute den Kopf in den Sand steckt, hat morgen Sand zwischen den Zähnen!**

Es gibt genügend andere, die nicht stehen bleiben werden und die Zukunft aktiv gestalten. Diese werden erfolgreicher werden und Sie rechts und links überholen, weil sie attraktiver für die Patienten werden.

> **Was ich nicht verhindern kann, gestalte ich mit!**

Dieser alte unternehmerische Grundsatz gilt erst recht für niedergelassene Ärzte. Es macht keinen Sinn, den neuen Kollegen, der sich nebenan niederlässt, zu bekämpfen. Verhindern können Sie seine Niederlassung sowieso nicht. Also machen Sie das Beste daraus und versuchen, mit ihm zu kooperieren. Sprechen Sie sich ab, auf welchen Feldern sie gemeinsam tätig werden wollen und wo sie sich ergänzen können. Damit holen sie das Optimum für alle Beteiligten heraus.

Stichwort Vernetzung: Wenn sich in Ihrer Region ein Netz bildet, ist es sinnvoll aktiv an der Gestaltung teilzunehmen und das Feld nicht anderen zu überlassen. Das gilt besonders für Fachärzte. Denn diese werden in Zukunft immer stärker auf Kooperationen unter Kollegen oder auf Zuweiser angewiesen sein.

Antizyklisches Verhalten wird belohnt!

Diese altbekannte Tatsache trifft besonders für die niedergelassene Ärztin und den Arzt zu. Wenn die Gegenwart schwieriger wird, macht es Sinn, in die Zukunft zu investieren. Ein schönes Beispiel hat uns die Firma Daimler-Benz Ende der 80er Jahre geliefert. Die Produkte waren nicht mehr marktkonform, die Konkurrenz hatte zu dieser Zeit attraktivere und schickte sich an Daimler-Benz zu überholen. Es folgten riesige Investitionen des Unternehmens, insbesondere in zwei Bereichen:

1. Die technische Entwicklung neuer Produkte in **neuen Marktsegmenten** wurde forciert, z. B. kleinere Modelle, Sport- und Geländefahrzeuge etc.
2. Es wurde deutlich mehr Geld für die Werbung der bestehenden Produktpalette zur Verfügung gestellt.

Daimler-Benz heute ist eines der führenden Industrieunternehmen weltweit.

Dieser Erfolg ist ohne Einschränkung für den niedergelassenen Arzt übertragbar und bedeutet:

1. Suche nach **neuen Produkten** innerhalb, aber besonders außerhalb der GKV und auch im gewerblichen Bereich.
2. *Praxismarketing* ist nicht nur Werbung, sondern Ausrichtung des gesamten Unternehmens Arztpraxis auf die Bedürfnisse der Kunden (Patienten).
Kundenorientierte Serviceangebote machen Ihr Unternehmen für die Patienten interessanter. Schaffung eines funktionierenden Terminsystems oder spezielle Sprechzeiten für bestimmte Patientengruppen sind aktives Marketing!

Ihre Patienten kommen nicht zu Ihnen, weil Sie gute Mediziner/innen sind!

Das können die Patienten gar nicht einschätzen, da ihnen die medizinischen Grundkenntnisse fehlen. Es müssen demnach andere Gründe sein, warum sie zu Ihnen kommen.

Die Erklärung ist recht simpel. Sie kommen zu Ihnen aufgrund Ihrer Ausstrahlung, weil von Ihnen etwas Positives „rüber kommt". Alle Menschen wollen auf der Seite der „Gewinner" im Leben stehen, das ist unsere Natur. Die erfolgreichsten Fußballclubs z. B. haben immer die größten Fangemeinden. Nicht weil sie so sympathisch sind, sondern wegen ihres Erfolges, der die Menschen magisch anzieht.

Erfolgreiche Mediziner, das ist immer wieder zu beobachten, haben diese positive Ausstrahlung, die sie so erfolgreich macht! Letztlich hat jeder Arzt die Patienten, die er verdient – im positiven wie auch im negativen Sinn.

Seien Sie sich Ihrer Wirkung auf andere bewusst. Aus der Kommunikationsforschung wissen wir, dass jeder Mensch zu jeder Zeit kommuniziert, ob er will oder nicht!

Veränderungen müssen nicht immer mit Geld bezahlt werden, viele Dinge kann man ohne Geld bekommen!

Das Einzige was Sie benötigen, ist die Initiative und den Umsetzungswillen, etwas zu verändern! Genau das werde ich in diesem Buch aufzeigen. Die eigentliche Herausforderung wird es für Sie sein – **sich selbst** und den eigenen Arbeitsalltag in Frage zu stellen und ggf. zu optimieren.

Abschließend etwas zum Thema Sicherheit:

Ein Schiff im Hafen ist sicher. Aber dafür werden Schiffe nicht gebaut.

Qualitätsmanagement in der Praxis

Kontinuierliche Verbesserung ist besser als hinausgeschobene Vollkommenheit.

Mark Twain

Qualitätsmanagement in die Praxis zu implementieren, wird ein entscheidender Faktor sein, langfristig erfolgreicher und zukunftssicherer im Markt bestehen zu können. In der Zeit knapper werdender Mittel fordert die Politik im § 135 – 137, SBG V, Qualität in allen Einrichtungen des Gesundheitswesens ein. Wie schon beschrieben werden daher ab 2003 jährliche Qualitätsberichte höchstwahrscheinlich obligatorisch werden. Ab 2005 wird ein Qualitätsmanagement, das sich an Wissenschaft und Technik orientiert, höchstwahrscheinlich Pflicht. Der Gesetzgeber wird sogar noch weiter gehen: Ab 2008 wird man Leistungserbringer, die die geforderte Ergebnisqualität nicht erreichen abstaffeln, bzw. ganz von der Vergütung ausschließen (Vorschlag Sachverständigenrat im Gesundheitsministerium). Es sind jedoch nicht nur die politischen, sondern auch die wirtschaftlichen Rahmenbedingungen die eine Qualitätsausrichtung der Praxis erforderlich machen.

Qualitätsdenken muss grundsätzlich im Kopf entstehen. Es kann nicht von oben verordnet werden. Allen Teammitgliedern einer Praxis muss der Qualitätsgedanke bei jeder Leistungserbringung selbstverständlich sein. **Effektive Qualität kann daher nur auf der Mikroebene erbracht werden!** Japan hat uns diese Tatsache in den letzten Jahrzehnten, z.B. in der Automobilindustrie eindrucksvoll demonstriert. Jede Arbeiterin und jeder Arbeiter am Fließband ist sich dort jederzeit bewusst, dass nur Höchstleistungen für den Kunden **bei jedem Arbeitsschritt** zählen! In den achtziger und neunziger Jahren des letzten Jahrhunderts waren japanische Autos daher immer auf den erfolgreichen Plätzen der Pannenstatistiken zu finden. Die deutsche Automobilindustrie hat sich jahrelang sehr schwer getan, diesen Weg nachzuvollziehen, ist nun jedoch auch auf dem richtigen Weg.

Einige japanische Hersteller hatten Kooperationen mit amerikanischen Automobilproduzenten, indem man die gleichen Autos, jeweils unter eigenem Namen und eigener Herstellung produzierte. Die amerikanischen Käufer bevorzugten jedoch in schöner Regelmäßigkeit das japanische Produkt. Diese Autos hatten interessanterweise deutlich weniger Defekte und eine längere Lebensdauer aufzuweisen. Zerlegte man nun z.B. die Getriebe beider, im Prinzip identischen Fahrzeuge, so stellte man fest, dass beide Getriebe absolut der geforderten Norm entsprachen. Unter dem Mikroskop jedoch sah die Sache völlig anders aus. Die japanischen Teile hatten, deutlich zu erkennen, die bessere Fertigungspräzision, die dadurch zu einer optimierten Haltbarkeit und einer besseren Laufruhe führte! Für die Arztpraxis bedeutet das:

> **Systematische Überprüfung jedes Arbeitsschrittes auf Effizienz und Möglichkeit der Optimierung.**

Qualitätsmanagement bedeutet jedoch auch, dass bei jedem Prozess in der Praxis die **Patienten- und Mitarbeiterzufriedenheit** auf dem Prüfstand stehen und daher eine **Prozessoptimierung** und ein hohes Maß an **Führungsqualität** erforderlich ist.

Qualität zu leben, bedeutet folgende Fragen zu stellen und zu beantworten:
1. Wo stehen wir heute?
2. Wo liegen unsere Stärken?
3. Wo sind Verbesserungsmöglichkeiten?
4. Was wollen wir erreichen?

> **Qualität ist damit der Vergleich zwischen Zielen und dem Grad der Zielerreichung, unter Berücksichtigung des Möglichen!**

Der gesamte Prozess der Leistungserbringung wird durch ein Qualitätsmanagement systematisch erfasst und patienten- und lösungsorientiert beurteilt.

Vorteile von QM:

1. Jede Ärztin und jeder Arzt ist für die **Qualität der Leistung** sowieso verantwortlich. Vielfach wird das erst bewusst, wenn ein Schadensersatzprozess ins Haus steht. Mit dokumentierter Qualität ist man weitgehend auf der sicheren Seite.
2. Qualität zu demonstrieren, sei es mit einem Zertifikat oder mit diversen Maßnahmen, wird ein **entscheidender Marketingfaktor** werden. Bei der Recherche im Internet z. B., werden die Praxen einen Wettbewerbsvorteil erhalten die Qualitätsnormen erfüllen, das gilt insbesondere bei Berücksichtigung neuer Versorgungsstrukturen, bzw. Internationalisierung des Gesundheitswesens. Sollten die Kassen in nächster Zeit Leistungen einkaufen können, werden sie es mit Sicherheit dort tun wo ihren Mitgliedern Qualität geboten wird.
3. Langfristig haben qualitätsstrukturierte Praxen **Kostenvorteile.**
   – Die Fehlerquote ist in diesen Teams denkbar gering.
   – Neue Teammitglieder können durch Arbeitsplatzbeschreibungen, Verfahrensanweisungen sowie Checklisten schnell und einfach integriert werden.
4. Das **Know-how wird durch Checklisten und Verfahrensanweisungen gesichert und standardisiert.** Auch wenn Mitarbeiterinnen die Praxis verlassen, bleibt daher das Wissen erhalten!
5. Da das Team das QM gemeinsam trägt, sind alle Teammitglieder in die Entscheidungsprozesse einbezogen. Daher arbeiten Teams in qualitätsstrukturierten Praxen mit einer deutlich höheren Zufriedenheit. Außerdem vereinfacht QM den Praxisalltag und lässt somit ein **entspanntes und weitgehend fehlerfreies Arbeiten** zu.
6. Die Patientenzufriedenheit und damit **die Patientenbindung ist in diesen Praxen deutlich höher als anderswo.** Das ist ein Ergebnis vieler Umfragen.
7. Das Qualitätsdenken beschränkt sich dabei nicht nur auf die Praxisinhaber. Es wird dezentralisiert und damit auf viele Schultern verteilt.

Das Qualitätsmanagement beschreibt 3 verschiedene „Qualitäten":

1. **Strukturqualität:**
   – Die gesamte Praxisausstattung hinsichtlich Diagnostik und Therapie, jedoch auch die Hilfsmittel wie EDV und Kommunikationseinrichtungen etc.
   – Das Umfeld und die Lage der Praxis
   – Die Räumlichkeiten
   – Die gegebenen Finanzen
   – Die Qualifikation der Ärzte und des gesamten Teams.
2. **Prozessqualität:**
   – Diagnostik
   – Therapie
   – Alle organisatorischen Abläufe der Praxis, wie z. B. die Wartezeiten
   – Verfügbarkeit von Daten
   – Strukturierter Einsatz der Mitarbeiterinnen (Arbeitsplatzbeschreibungen).
3. **Ergebnisqualität:**
   – Vermeidbare Komplikationen
   – Beschwerdemanagement
   – Heilungsdauer und Erfolg
   – Sicherheit der Diagnose
   – Lebensqualität
   – Patientenzufriedenheit
   – Wirtschaftliches Ergebnis.

Häufig genug sind Mängel der Strukturqualität zu erkennen. Die Folge davon sind naturgemäß Mängel der Prozessqualität, von der Ergebnisqualität erst gar nicht zu reden. Eine Verbesserung der Strukturqualität ist jedoch nur mit finanziellem Einsatz zu erreichen, darüber muss man sich im Klaren sein! **Qualität muss täglich neu gelebt werden,** wenn sie erfolgreich sein soll. Die Japaner zeigen mit ihrem kontinuierlichen Verbesserungsprozess, dem **Kaizen,** eindrucksvoll wie effizient, wirkungsvoll und lukrativ qualitative Verbesserung sein kann, denn was heute gut ist, ist morgen meist Mittelmaß. Andere arbeiten auch an sich und ihrem Unternehmen und darum gilt es sich selbst und die Praxis ständig weiter zu entwickeln.

Qualitätsmanagement beginnt immer mit der Benennung eines **Zieles** und einem Prozess in dem Mittel, Eigenschaften und Fähigkeiten

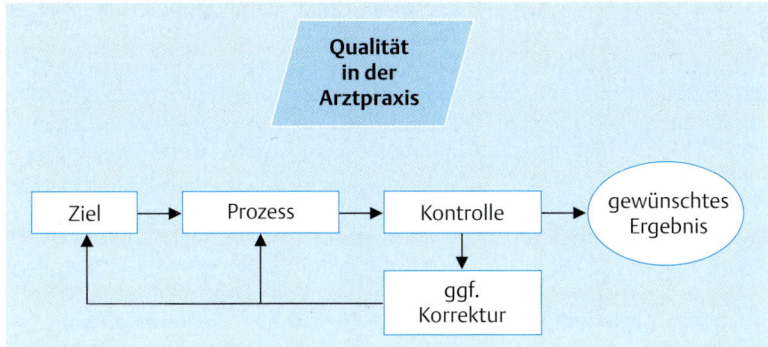

Abb. **1** Regelkreis Qualitätsmanagement.

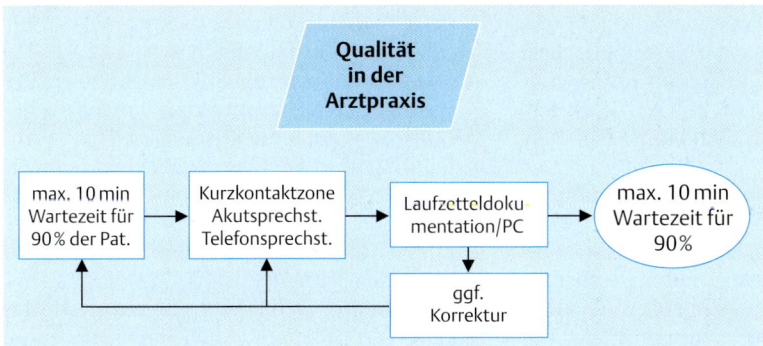

Abb. **2** Regelkreis Qualitätssicherung.

eingesetzt werden um dieses Ziel zu erreichen. Nach einem definierten Zeitraum wird der Grad der Zielerreichung kontrolliert und ggf. Korrekturen an den eingesetzten Mitteln, oder aber am Ziel vorgenommen (Abb. **1**).

Dieser Regelkreislauf hat für das gesamte Qualitätsmanagement Gültigkeit und kann zur Erreichung aller Ziele genutzt werden. Im „klassischen" Qualitätsmanagement wird der Kreislauf P-D-C-A oder „Deming-Zyklus" genannt. Die Buchstaben stehen für plan-do-check-act, oder:
1. Planen
2. Ausführen
3. Überprüfen
4. Verbessern.

Beispiel: Das Ziel wird definiert mit der Erreichung einer maximalen Wartezeit von 10 Minuten für 90% der Terminpatienten!

Für den Prozess werden folgende Maßnahmen eingesetzt (siehe Kap. *Terminsystem*):

❖ Die Einführung einer Akutsprechstunde,
❖ Telefonsprechstunde
❖ Eine Kurzkontaktzone.

Die Qualitätssicherung besteht aus einem Laufzettel, mit dem die Wartezeiten der Patienten kontrolliert werden können oder bei der Führung einer Warteliste, die Kontrolle über diese Liste (Abb. **2**)!

Wird das Ziel nicht auf Anhieb erreicht, kommen noch weitere qualitätsfördernde Maßnahmen in Betracht wie z.B. die Reduzierung der Terminanzahl pro Stunde etc.

Anhand dieses Beispieles wird deutlich, dass Qualitätsmanagement nicht allein auf den Schultern der Praxisinhaber umgesetzt werden kann. **QM ist ein stetiger Prozess,** der nur im gesamten Team umgesetzt werden kann!

Medizinische Qualität

❖ In Diagnostik und Therapie werden **Leitlinien** zur Selbstverständlichkeit werden. Viele vernetzte Strukturen nutzen Leitlinien schon heute. Die Praxen, die sich keiner dieser Strukturen anschließen wollen, werden Leitlinien (z.B. über DMP) vorgegeben bekommen, wenn sie an der kassen- und privatärztlichen Versorgung weiterhin teilnehmen wollen!

❖ Wie im Kapitel chronisch kranke Patienten zu sehen, sind **Behandlungspläne** auch ein Teil des Qualitätsmanagements. Durch sie erkennt der Patient, dass eine Therapie nicht nur mit Medikamenten durchzuführen ist, sondern auch einer systematischen Überprüfung bedarf, wenn sie erfolgreich sein soll! Ein Ziel könnte z.B. sein, 80% der Typ-II-Diabetiker mit Behandlungsplänen zu führen.

❖ Ein Qualitätskriterium bei der Behandlung chronischer Erkrankungen ist ein **Recallsystem.** Untersuchungen zeigen die hohe Akzeptanz der Patienten, wenn sie an ihre anstehenden Untersuchungstermine erinnert werden. So zeigt eine Umfrage aus 2001, dass nur 4% der Befragten ein Recallsystem ablehnten. Fast 90% fanden eine Erinnerung gut oder sehr gut!

❖ Für viele chronische Erkrankungen sind **Behandlungsausweise** sinnvoll. Sie geben verschiedenen Behandlern Informationen über Therapie und abgelaufene Diagnostik und ersparen damit u.a. Doppeluntersuchungen und Doppelverordnungen.

❖ **Patienteninformationsrezepte** ersparen als Textbausteine viel Zeit in der Konsultation. Sie sind jedoch auch eine sinnvolle Ergänzung zur verbalen Aufklärung der Patienten, da sie die Compliance verbessern. So können die Patienten die Therapieempfehlungen später noch einmal nachlesen.

Organisatorische Qualität der Praxis

❖ Das Kapitel Leitung der Arztpraxis zeigt die Notwendigkeit von **Arbeitsplatzbeschreibungen.** Nur durch Arbeitsplatzbeschreibungen erhält die Praxis die Gewähr, dass alle Arbeiten durchgeführt werden und diverse Routinen nicht doppelt durchlaufen werden

❖ Ein weiterer Schritt zur Optimierung sind **Checklisten.** Sie garantieren, dass alle Leistungen bestmöglich erbracht werden und nichts vergessen wird. Neue Teammitglieder können damit schnell und mit geringem Aufwand in die Arbeitsabläufe der Praxis integriert werden. Das angesammelte Wissen der Mitarbeiter verbleibt in der Praxis, auch wenn sie aus dem Team ausscheiden sollten. Eine **Checkliste – Hygienekontrolle** gehört selbstverständlich auch zum Qualitätsmanagement der Praxis. Mehrfach am Tag dokumentiert die zuständige Mitarbeiterin (laut Arbeitsplatzbeschreibung) die Kontrolle des Toilettenbereiches.

❖ Checklistenübergreifende Arbeitsschritte werden durch **Verfahrensanweisungen** beschrieben. Auch diese Anweisungen, in Ablaufdiagramme gefasst, geben dem Team Sicherheit und gewährleisten immer gleichmäßig wiederkehrende Arbeitsabläufe.

❖ Ein weiterer elementarer Baustein des Qualitätsmanagements sind **Patientenbefragungen.** Nur durch Befragungen erhält das Team ein Feedback seiner Patienten. Diese Befragung sollte nach Möglichkeit jährlich und mit einem standardisierten Fragebogen durchgeführt werden (Beispiel am Ende des Kapitels). Schwachstellen in der Organisation können somit aufgedeckt, und die Effizienz der Gegenmaßnahmen kann nach einiger Zeit eingeschätzt werden. Wenn Sie dazu den *Qualitäts-Regelkreis* nutzen, könnte es ein Ziel sein, in allen Belangen besser als mit der Note 3 abschneiden zu wollen. Stellen Sie nach der Befragung fest, dass ein oder mehrere Punkte diesem Ziel nicht entsprechen, werden zur Erreichung eines besseren Ergebnisses, qualitätsfördernde Maßnahmen eingesetzt, um bei einer weiteren Befragung besser abzuschneiden.

❖ Zu beachten ist dabei, dass die meisten Patienten wenig objektiv mit ihren Ärzten umgehen. Sie benoten in der Regel die Praxis zu positiv. Eine Erklärung hierfür ist sicherlich die unterschiedliche Rollenverteilung Arzt-Patient und die Abhängigkeit die daraus resultiert.

❖ Empfehlenswert ist daher eine **Befragung bei Praxisbesuchern** (Beispiel am Ende des Kapitels.) Sie sollten Laborboten, Paketdienste, Postboten, Lesezirkelverteiler und insbesondere Pharmareferenten ansprechen. Garantieren Sie strikte Anonymität und Sie werden ein weitgehend objektives Bild Ihrer Praxis bekommen. Vor allem die Pharmareferenten können, da kommunikativ gut geschult, Ihre Kommunikationsfähigkeit sehr gut einschätzen.

❖ Zur Qualitätsoptimierung im Unternehmen Arztpraxis gehört es selbstverständlich, wie in jedem anderen Unternehmen auch, dass die Mitarbeiter den/die Chefs anonym beurteilen. In größeren Praxen erhält man mit einer *Mitarbeiterbefragung* ein Feedback über die Qualität Ihrer Leitungsfunktion und die Zufriedenheit im Team. In kleineren Teams sollte zumindest beim jährlichen Arbeitsgespräch (nächster Punkt) die Zufriedenheit abgefragt werden. Es gilt nicht stehen zu bleiben, sondern sich ständig zu verbessern. Ein Beispiel eines Befragungsbogens finden Sie ebenfalls am Ende dieses Kapitels. Falls Sie in einer vernetzten Struktur mitarbeiten, bieten sich alle Fragebögen zum Benchmarking an. *Benchmarking* bedeutet, sich an den Besten zu orientieren, um auch deren hohen Qualitätsstand zu erreichen. Falls also eine andere Praxis in einem oder mehreren Punkten deutlich besser abschneidet, macht es sehr viel Sinn genau hinzusehen was dieses Team anders macht als man selbst und diese Abläufe ggf. zu übernehmen. Man muss ja nicht unbedingt das Rad noch ein zweites Mal erfinden!

❖ Regelmäßige *Fördergespräche* mit Ihren Mitarbeiterinnen und regelmäßige *Teambesprechungen* sind notwendige Bausteine von QM (Kap. Leitung der Praxis).

❖ Im Praxisalltag ist eine effiziente *Fehlerkultur* eine Voraussetzung für effizientes QM. Fehler treten in jeder Organisation immer wieder auf. Sie sind niemals ganz zu vermeiden, geben jedoch die Möglichkeit zu lernen und Schwachstellen langfristig zu beseitigen. Hat ein Teammitglied einen „Fehler" begangen, so ist das eine reelle Chance die Praxisorganisation an dieser Stelle dauerhaft zu verbessern. „Fehler" sind Herausforderungen oder noch besser „unerwünschte Resultate" und keine Probleme. Sie müssen erlaubt sein und jedem die Möglichkeit geben ohne Gesichtsverlust die Sache nicht nur einzugestehen, sondern auch selbst zur Sprache zu bringen. Sinnvoll ist es, wenn derjenige, der einen Fehler eingesteht auch gleich eine Lösung anbieten kann.

> **Um erfolgreich zu werden, muss man seine Fehlerquote verdoppeln.**
> *Tom Watson,*
> **Gründer und Direktor von IBM**

Ein Beispiel für eine gelungene Fehlerkultur hat uns Tom Watson geliefert. Einer seiner Angestellten hatte einen gravierenden Fehler begangen, der dem Unternehmen immerhin 10 Millionen Dollar kostete. Als der Mitarbeiter zum Chef gerufen wurde sagte er: „Ich denke Sie werden mich nun entlassen." Darauf Tom Watson: „Wo denken Sie hin, wo wir gerade 10 Millionen Dollar in Ihre Ausbildung investiert haben!"

Nur um nicht missverstanden zu werden, möchte ich festhalten, dass es natürlich Ziel sein muss, Fehler zu vermeiden!

Sie sollten die politische Forderung nach **Qualität als Chance** für Sie und Ihre Praxis sehen. Setzen Sie sich Ziele, denn damit fängt Qualitätsmanagement überhaupt erst an und planen Sie die entsprechenden Maßnahmen. Sie erhalten damit einen großen Vorsprung vor den vielen anderen Praxen, die erst darauf warten zur Qualität gezwungen zu werden. **Dokumentieren** Sie den gesamten Vorgang:
❖ Die Zielsetzung
❖ Die geplanten Maßnahmen
❖ Die Umsetzung der Maßnahmen
❖ Die Ergebnisse.

Jedes Teammitglied muss den **Qualitätsgedanken verinnerlichen** und bei allen Besprechungen immer wieder in den Vordergrund stellen. Alle Routinen und Abläufe immer wieder auf ihre qualitativen Aspekte zu durchleuchten, bedeutet Qualitätsmanagement zu leben. Denn was heute noch gut und richtig ist, kann vielleicht morgen in anderer Weise effizienter erreicht werden.

Es gibt verschiedene Ansätze QM in die Praxis zu integrieren. **EN ISO 9000** oder **EFQM** sind grundsätzlich zwei unterschiedliche Möglichkeiten. Einfacher ist sicherlich die sehr prozessorientierte ISO-Norm, denn EFQM, das weitgehend auf dem TQM (Total Quality Management) beruht, ist weitaus schwieriger in der Praxis anzuwenden.

EN ISO 9000 dokumentiert und regelt damit alle Prozesse, Kompetenzen, Verantwortlichkeiten und Ressourcen.

Um ein Qualitätsmanagement in die Praxis zu integrieren ist selbstverständlich zuerst einmal die **Information des Teams** erforderlich. Ihre Präsentation der Vorteile von QM sollte sehr gut vorbereitet werden. Es ist an diesem Punkt besonders wichtig alle Teammitglieder mit ins Boot zu nehmen. Natürlich werden einige zaudern, denn man lässt sich ja auf etwas völlig Neues ein. Zum Teil befürchten die Mitarbeiter sie würden nun genauer kontrolliert. Bei diesen Mitarbeitern ist selbstverständlich noch Überzeugungsarbeit zu leisten. Sollten Mitarbeiter jedoch QM strikt ablehnen und sich nicht überzeugen lassen, evtl. sogar gegen das QM intrigieren, so sollten Sie sich besser von diesen Mitarbeitern trennen. Langfristig ist ansonsten der Praxiserfolg in Frage gestellt!

Der nächste Schritt ist die Benennung eines **Beauftragten für QM,** auch Qualitätsmanager genannt. In kleineren Praxen sollte das der Inhaber sein. In größeren Praxen kann es auch jemand aus dem Team sein, wenn sich der Praxisinhaber nicht mit QM beschäftigen kann oder möchte. Ganz offen gesagt ist das jedoch die zweitbeste Lösung. Ich bin prinzipiell der Meinung, dass man diese entscheidende Schlüsselstelle des Praxismanagements selbst besetzen sollte, denn diese sichert langfristig den Erfolg des gesamten Projektes!

Der weitere Schritt Qualitätsmanagement in der Praxis einzuführen, sollte die Einrichtung eines **Qualitätsmanagementhandbuchs** sein. Dieses kann als elektronisches Dokument oder aber als Papierversion angelegt sein. Darin wird das QM-System benannt und beschrieben, also zumeist EN-ISO 9000. Das Handbuch beschreibt die Ist-Situation der Praxis und bedarf daher einer permanenten Anpassung. Alle qualitätssichernden Maßnahmen der Praxis (Patientenbefragungen etc.)

werden dort dokumentiert. Das Handbuch ist zur Dokumentation der QM-Maßnahmen für Ihr Team und selbstverständlich auch für Ihre Kunden (Patienten) angelegt. Ein Exemplar sollte daher als Werbeträger im Wartezimmer ausliegen.

Verfahrensanweisungen, Prozessbeschreibungen, Arbeitsplatzbeschreibungen, Checklisten und Arbeitsanweisungen sind natürlich nicht für die Öffentlichkeit bestimmt. Diese gehören daher nicht in das Handbuch!

Ein weiterer wichtiger Schritt QM umzusetzen ist die **Benennung eines Leitbildes** oder Zieles für die gesamte Praxis. Dieser Prozess sollte mit dem gesamten Team umgesetzt werden. Das Leitbild beschreibt, wo die Praxis in einigen Jahren stehen soll, sie beschreibt also das **Praxisziel.**

Eine **Zertifizierung** ist, solange es der Gesetzgeber nicht vorschreibt, kein unbedingtes Muss, obwohl sie mit Sicherheit einen deutlichen Wettbewerbsvorteil bedeutet. Sie kann mit einem gut geführten QM, mit relativ überschaubarem Aufwand erreicht werden. Auf der anderen Seite muss die Frage erlaubt sein, falls ein funktionierendes QM eingeführt worden ist, warum man sich den weiteren und werbewirksamen Schritt des Zertifikates erspart?

Falls Sie ein Qualitätsmanagement einführen wollen, empfehle ich Ihnen das Buch meiner Kollegin Ingeborg Freudenthaler. Sie beschreibt selbsterklärend, leicht verständlich und detailgenau mit vielen Checklisten und Handlungstipps die einzelnen Schritte zur Einführung von QM (Freudenthaler, I.: Der zufriedene Patient, Springer Verlag, Berlin, 2002).

Liebe Patienten!

Wir wollen für Sie noch besser werden. Sie können uns dabei helfen und diesen Fragebogen ausfüllen. Wir werden Ihre Anregungen umsetzen. Selbstverständlich ist diese Umfrage anonym, uns geht es ausschließlich um Ihre Meinung!

Bitte legen Sie den ausgefüllten Bogen in den Kasten im Wartezimmer.

Danke!

Bitte beurteilen Sie mit Note „**1**" bis „**6**", sehr gut bis ungenügend!

		1	2	3	4	5	6
1.	Fühlen Sie sich am Empfang freundlich behandelt?	☐	☐	☐	☐	☐	☐
2.	Ist Ihr Datenschutz ausreichend gesichert?	☐	☐	☐	☐	☐	☐
3.	Sind die Wartezeiten (ohne Termin) zufriedenstellend?	☐	☐	☐	☐	☐	☐
4.	Sind die Wartezeiten (mit Termin) zufriedenstellend?	☐	☐	☐	☐	☐	☐
5.	Wie beurteilen Sie die Wartezeit auf einen Termin?	☐	☐	☐	☐	☐	☐
6.	Ist die Sauberkeit in unserer Praxis zufriedenstellend?	☐	☐	☐	☐	☐	☐
7.	Wie beurteilen Sie unsere Wartezimmerlektüre?	☐	☐	☐	☐	☐	☐
8.	Reichen die Untersuchungs- und Behandlungsmöglichkeiten in unserer Praxis aus?	☐	☐	☐	☐	☐	☐
9.	Wie benoten Sie das ärztliche Gespräch mit Ihnen?	☐	☐	☐	☐	☐	☐
10.	Wie benoten Sie die ärztliche Kompetenz?	☐	☐	☐	☐	☐	☐
11.	Reichen Ihnen die Informationen über Behandlungsalternativen?	☐	☐	☐	☐	☐	☐
12.	Wie beurteilen Sie die Erreichbarkeit der Praxis?	☐	☐	☐	☐	☐	☐

13. Können Sie unsere Praxis weiterempfehlen? ☐ ja ☐ weiß nicht ☐ nein

14. Haben Sie das Gefühl, dass wir Ihre Sorgen ernst nehmen? ☐ ja ☐ weiß nicht ☐ nein

15. Wie alt sind Sie? ☐ bis 30 Jahre ☐ bis 55 Jahre ☐ über 55 Jahre alt
☐ männlich ☐ weiblich

Wenn Sie mögen, können Sie auch Anregungen oder Wünsche, evtl. in freier Form, auf die Rückseite schreiben.

Vielen Dank für Ihre Mitarbeit　　　　　**Ihr Praxisteam**

Abb. **3 a**　Patientenumfrage

Liebe Praxisbesucher!

Wir wollen für Sie noch besser werden. Sie können uns dabei helfen und diesen Fragebogen ausfüllen. Wir werden Ihre Anregungen umsetzen. Selbstverständlich ist diese Umfrage anonym, uns geht es ausschließlich um Ihre Meinung!

Bitte legen Sie den ausgefüllten Bogen in den Kasten an der Anmeldung.

Danke!

Bitte beurteilen Sie unsere Praxis, im Vergleich mit den vielen andere Praxen, die Sie tagtäglich sehen (**1** = deutlich besser als andere Praxen, **2** = besser als andere, **3** = genau wie andere, **4** = schlechter als andere, **5** = deutlich schlechter als andere Praxen).

	1	2	3	4	5
Wie beurteilen Sie unser Praxisteam am Empfang?					
1. Freundlichkeit gegenüber Patienten und Besuchern?	☐	☐	☐	☐	☐
2. Das Zusammenspiel innerhalb des Teams?	☐	☐	☐	☐	☐
3. Ruhe und Übersicht des Praxisteams?	☐	☐	☐	☐	☐
4. Die allgemeine Organisation am Empfang?	☐	☐	☐	☐	☐
Wie beurteilen Sie das Äußere der Praxis?					
5. Die Lage der Praxis?	☐	☐	☐	☐	☐
6. Die Beschilderung bzw. Wegweiser?	☐	☐	☐	☐	☐
7. Die äußere Aufmachung der Praxis?	☐	☐	☐	☐	☐
Wie beurteilen Sie die Praxisräume?					
8. Den Zustand der Farben, Wände und Böden?	☐	☐	☐	☐	☐
9. Das Ambiente allgemein?	☐	☐	☐	☐	☐
Fragen an die Damen und Herren Pharmareferenten:					
10. Wie beurteilen Sie die kommunikative Kompetenz unseres Teams?	☐	☐	☐	☐	☐
11. Wie beurteilen Sie die kommunikative Kompetenz von Frau/Herrn Dr. XXX?	☐	☐	☐	☐	☐

Wenn Sie mögen, können Sie auch Anregungen oder Wünsche, evtl. in freier Form, auf die Rückseite schreiben.

Vielen Dank　　　　**Ihr Praxisteam**

Abb. **3 b**　Praxisumfrage

Bitte nehmen Sie sich ausreichend Zeit! Diese Befragung nützt Ihnen selbst, Ihre Stellung in der Praxis zu beurteilen und der Praxis, weitere Verbesserungen durchzuführen.

Bitte beurteilen Sie mit Note „**1**" bis „**6**", sehr gut bis ungenügend!

	1	2	3	4	5	6
1. Unsere Praxis hat eine gute Führung.	☐	☐	☐	☐	☐	☐
2. Die Praxis ist für Neuerungen aufgeschlossen.	☐	☐	☐	☐	☐	☐
3. Bei Entscheidungen, die mein Aufgabengebiet betreffen, werde ich einbezogen.	☐	☐	☐	☐	☐	☐
4. Wenn ich gute Arbeit leiste, erhalte ich Anerkennung.	☐	☐	☐	☐	☐	☐
5. Der Vorgesetzte versteht es, Mitarbeiter zu motivieren.	☐	☐	☐	☐	☐	☐
6. Gegenüber Dritten verantwortet mein Vorgesetzter meine Handlungen und Entscheidungen.	☐	☐	☐	☐	☐	☐
7. Mein Vorgesetzter akzeptiert mich als gleichberechtigten Gesprächspartner.	☐	☐	☐	☐	☐	☐
8. In unserer Praxis herrscht ein gutes Klima.	☐	☐	☐	☐	☐	☐
9. Unsere Praxis pflegt Kollegialität.	☐	☐	☐	☐	☐	☐
10. Die Vertretung einer Kollegin (z. B. Urlaub) funktioniert reibungslos.	☐	☐	☐	☐	☐	☐
11. Ich werde für meine Arbeit ausreichend informiert.	☐	☐	☐	☐	☐	☐
12. Wir schaffen es immer, den Patienten das Gefühl zu geben, dass wir für sie da sind.	☐	☐	☐	☐	☐	☐
13. Unsere Patienten werden unkompliziert und schnell behandelt.	☐	☐	☐	☐	☐	☐
14. Die Arbeitsbelastung ist gut zu bewältigen.	☐	☐	☐	☐	☐	☐
15. Die Arbeitsplatzgestaltung ist gut.	☐	☐	☐	☐	☐	☐
16. Ich habe bei meiner Arbeit genügend Gestaltungsfreiheit.	☐	☐	☐	☐	☐	☐
17. Ich bin mit meinen Bezügen im Vergleich zu dem, was man aus anderen Praxen hört oder vermutet, zufrieden.	☐	☐	☐	☐	☐	☐
18. Die Arbeit in der Praxis hat einen hohen Stellenwert in meinem Leben.	☐	☐	☐	☐	☐	☐

Auf der Rückseite können Sie in freier Form notieren:

19. Was fehlt Ihnen an Unterstützung, damit Sie noch besser arbeiten können?

20. Was Sie schon immer einmal loswerden wollten!

Abb. **3 c** Mitarbeiterbefragung

Patientenorientierte Praxisführung

„Wenn die Deutschen eine Maschine bedienen sollen, funkeln ihre Augen, wenn sie Menschen bedienen sollen, sträuben sich ihnen die Haare."

Günter Rexrodt

❖ Der Patient steht im Mittelpunkt – und damit allen im Wege.
❖ Der Kunde ist König – aber bekanntlich haben wir die Monarchie abgeschafft.
❖ Alle Patienten sind gleich – mir jedenfalls.
❖ Die Arbeit in der Praxis ist toll – wenn die Patienten nicht wären.
(Ausspruch einer 19-jährigen Auszubildenden in einer Allgemeinpraxis)

So oder ähnlich sieht der Alltag in den meisten Praxen in Deutschland aus – leider.

Wie später beschrieben wird, ist es für Patienten fast unmöglich, die medizinischen Unterschiede zwischen Arztpraxen zu erkennen. Beim Service und der Patientenorientierung ist das jedoch machbar. So bietet dieser Bereich eine einmalige Chance Ihr Unternehmen auf den Erfolgskurs zu bringen. Fast niemand Ihrer Kollegen hat das bisher erkannt, ansonsten wären lange Wartezeiten und schlecht gelaunte Helferinnen nicht die Norm!

> **Patientenorientierung zu leben ist ein entscheidender Bestandteil jedes Praxis-Qualitätsmanagements.**

Diese Patientenorientierung darf jedoch keine aufgesetzte Maske sein. Sie muss trainiert und gelebt werden. Das Training ist erforderlich, weil ein einfaches Erklären des Verhaltens nicht ausreicht um langfristige Verhaltensänderungen zu bewirken. Denn:

> – **Was man trainiert, das kann man.**
> – **Was man kann, das liebt man.**
> – **Was man liebt, das wendet man auch an.**

Sinnvoll sind z. B. Rollenspiele bei den Teambesprechungen. Dabei sollte immer wieder die Frage gestellt und beantwortet werden, ob man dieses Verhalten den Patienten gegenüber tatsächlich anwendet.

Patientenorientierung bedeutet, dass Sie und Ihre Mitarbeiterinnen konsequent und kompromisslos im Handeln und Denken den Patienten in den Mittelpunkt stellen. Nicht darüber nachzudenken, was für die Praxis das Beste ist, sondern was das Beste für den Patienten ist. Denn:

❖ Es ist wesentlich teurer und aufwändiger, neue Patienten zu gewinnen, als Stammpatienten zu halten. Denn es gibt für niedergelassene Ärzte nur wenig Werbemaßnahmen. Stammpatienten jedoch mit einer patientenorientierten Praxisführung zufrieden zu stellen, ist eine relativ einfache Möglichkeit erfolgreicher Praxisführung.
❖ Viele Patienten, die mit dem Praxisteam unzufrieden sind, wechseln die Praxis. Das merkt man häufig leider viel zu spät, um zu reagieren. Ein Anruf hilft in der Regel nicht, um sie erneut zu gewinnen, denn mit ziemlicher Sicherheit haben die Patienten bis dahin jemand anderes gefunden und zu ihm oder zu ihr Vertrauen gefasst.
❖ Zufriedene Patienten oder besser begeisterte sind Multiplikatoren. Das effektivste Werbemedium einer Arztpraxis sind zufriedene oder noch besser begeisterte Patienten, die mit der Leistung des Praxisteams zufrieden sind.

> **Machen Sie Ihre Patienten zu Ihren Außendienstmitarbeitern!**

❖ Leider sind unzufriedene Patienten auch Multiplikatoren und zwar in noch höherem Maß als die zufriedenen. Das liegt am Wesen der Menschen, die eher bereit sind über negative Dinge zu berichten, als über Positives. Hören Sie sich einmal die Gespräche von Patienten in den Wartezimmern an. Hauptthemen sind Krankheiten und Katastrophen, eigene oder fremde. Mit diesen Geschichten stehen die Menschen im Mittelpunkt des Interesses!

Oder besuchen Sie eine Party bzw. eine Tagung. Diejenigen, die vorher im Stau gestanden haben, werden ihre Erlebnisse in epischer Breite jedem erzählen. Sind sie jedoch reibungslos zum Zielort gekommen ist das keine Silbe wert. Die Journalisten nennen das: „Bad news are good news!"

Gerade die Patienten, die unzufrieden mit dem Service einer Praxis sind, werden das bei jeder sich bietenden Gelegenheit weitertragen.

❖ Der Preis einer Non-GKV-Leistung wird von zufriedenen Stammpatienten eher akzeptiert werden, als von Patienten die zum ersten Mal in Ihrer Praxis sind. Auch Patienten die tendenziell unzufrieden mit dem Praxisteam waren, werden kaum bereit sein Geld für Non-GKV-Leistungen in dieser Praxis zu investieren.

Daher:

> „Geben Sie dem Kunden (Patienten) das Gefühl,
> dass Sie ihm zuhören,
> dass Sie ihn verstehen,
> dass Sie ihn sympathisch finden,
> dass Sie ihn respektieren,
> dass Sie ihm behilflich sein können,
> dass Sie ihn schätzen und achten."
>
> *Michael Baber*
> **Integrated Business Leadership**
> **Through Cross Marketing**

Es gibt grundsätzlich drei Möglichkeiten die Ihr Patient erleben kann:

1. **Er erhält weniger Service und Dienstleistungen in Ihrer Praxis, als er erwartet.**
   In diesem Fall wird er bei nächster Gelegenheit die Praxis wechseln, denn er wird keinen Grund darin sehen bei Ihnen zu bleiben.

2. **Er erhält genau das, was er erwartet.**
   Er wird mit Ihnen und Ihrem Team zufrieden sein. Weiter empfehlen wird er Sie kaum, denn Sie haben ihn nur zufriedengestellt. Unter Umständen wird er sogar die Praxis wechseln, wenn er ein gleich gutes oder besseres Angebot bekommt.

3. **Er bekommt wesentlich mehr Service und Dienstleistung, als er erwartet.**
   Termine werden weitgehend eingehalten, das Praxisteam ist zuvorkommend und herzlich. Er spürt, dass er in der Praxis mehr als willkommen ist und dass man sich freut, wenn er zur Türe hereinkommt.
   In diesem Fall wird er Ihre Praxis bei jeder Gelegenheit loben und der beste Multiplikator für Sie werden. Auf keinen Fall wird er wechseln, denn er ist ein überzeugter und begeisterter Patient!

> **Zufriedene Patienten genügen uns nicht, wir brauchen „Fans" der Praxis!**

Top Service beginnt an der Rezeption und ist leider nicht selbstverständlich. Mürrische unzufriedene Helferinnen oder die herrische Erstkraft sind keine Seltenheit. Die Anmeldung ist jedoch der erste Anknüpfungspunkt für neue Patienten und daher eine entscheidende Stelle in jeder Praxis. Das Urteil neuer Patienten entscheidet sich in den ersten Sekunden ihrer Anwesenheit.

Herrscht Hektik, Chaos, oder sieht er lange Warteschlangen, schließt der Patient damit auf die medizinische Qualität der Praxis.

> **Für den ersten Eindruck gibt es keine zweite Chance!**

Es ist ratsam, die Anmeldung nur von einer versierten Kraft managen zu lassen. Die Auszubildende im ersten Ausbildungsjahr gehört nicht an die Anmeldung. Bestenfalls kann sie assistieren (Tab. 1).

Aussagen wie: „Das geht nicht" oder „Das können wir nicht" dürfen in Ihrer Praxis nicht fallen. Es gibt immer einen Weg, den Patienten entgegenzukommen oder Alternativen anzubieten. Darüber hinaus sollten Ihre Mitarbeiterinnen in der Lage sein, positiv zu formulieren.

Tabelle **1**

unterbleiben sollte:	die Alternative:
Das weiß ich nicht, da müssen Sie den Chef fragen.	Ich werde mich für Sie informieren.
Am Mittwoch haben wir keinen Termin frei.	Wir haben am Donnerstag noch zwei Termine für Sie frei.
Ich habe im Moment keine Zeit.	Ich bin gleich für Sie da.
Ich bin hier nicht zuständig.	Frau XY hilft Ihnen gleich weiter.
Ich kann nichts dafür, dass Sie warten müssen.	Ich überlege, wie ich Ihnen helfen kann.
Ich weiß nicht, ich habe keine Ahnung.	Ich werde mich gleich informieren.
Rufen Sie doch später noch einmal an.	Ich rufe gleich zurück, wann passt es Ihnen?
Gehen Sie nach hinten durch.	Nehmen Sie bitte vor Raum XY Platz.
Frau XY, ins Sprechzimmer.	Frau XY, gehen Sie bitte zum Sprechzimmer.
Wir können nicht zaubern.	Sie sehen ja, im Moment ist bei uns viel los. Ich bin trotzdem gleich für Sie da.
Das hat mich noch kein Patient gefragt.	Eine interessante Frage, ich muss darüber nachdenken.
Das hat uns noch kein Patient gesagt.	Das ist interessant, ich werde sehen, was wir für Sie tun können.

Als professioneller Kommunikator ist der Ausspruch:„Sie haben mich nicht richtig verstanden" ebenfalls wenig hilfreich. Wesentlich besser ist: „Ich habe mich wohl unklar ausgedrückt." Es ist im Interesse einer funktionierenden Kommunikation unwichtig, wer die Schuld an Missverständnissen trägt. Wichtig ist einzig und allein das Ergebnis der Kommunikation und dafür benötigen wir einen zufriedenen Patienten!

> „Der Erfolg Ihres Unternehmens wird von zwei Faktoren bestimmt: Von den Kunden und von dem Produkt.
> Wenn Sie sich um den Kunden bemühen, kommt er zurück.
> Wenn Sie sich um Ihr Produkt kümmern, kommt es nicht mehr zurück.
> So einfach ist das, und doch so schwer."
> *Richard Whiteley*

Daher wird **jeder Patient aktiv zur Kenntnis genommen,** denn jede Kommunikation beginnt mit der Wahrnehmung! Es genügt schon ein kleines Lächeln der Mitarbeiterin, auch wenn sie gerade telefonieren sollte, um eintretenden Patienten zu signalisieren: „Sie sind bei uns willkommen, schön dass Sie da sind." Lächeln ist darüber hinaus ein entscheidendes Instrument für alle Teammitglieder. Lächeln bedeutet:

❖ Ich bin dein Freund.
❖ Du kannst ganz beruhigt und entspannt sein.
❖ Du kannst dich auf mich verlassen.
❖ Schön dass du da bist.
❖ Ich finde dich gut.
❖ Ich mag dich.

> Wer nicht lächeln kann, darf keinen Laden aufmachen.
> *Chinesisches Sprichwort*

Kennt die Mitarbeiterin den Namen des Patienten, spricht sie ihn gleich damit an. Für den Patienten bedeutet das: Man hat meinen Namen wahrgenommen, also bin ich wichtig! Falls Sie professionellen Umgang mit Kunden kennen lernen wollen, achten Sie bei einem Ihrer nächsten Hotelaufenthalte auf die Begrüßung des Personals. In allen guten Hotels ist der Service an der Rezeption vorbildlich!

> „Wir können unsere Vertriebsleistung im Inland um 25 % steigern, wenn sich alle Beschäftigten angewöhnen, jeden Kunden, den sie sehen, freundlich zu begrüßen."
>
> *Hilmar Kopper*
> **Aufsichtsratsvorsitzender der Deutschen Bank**

Jeder Patient bekommt die volle Aufmerksamkeit. Was nichts anderes bedeutet, als dass der Patient während des Gesprächs die absolute Nummer Eins ist. Nebentätigkeiten, wie z. B. Schreibarbeiten oder telefonieren müssen unterbleiben! Der richtige Umgang mit dem Telefon wird später beschrieben.

Jede Routinefrage wird ernst genommen. Es ist unprofessionell, auf Fragen, die für die Helferin selbstverständlich sind, herablassend zu antworten. Es gibt nämlich keine dummen Fragen – aber leider jede Menge dumme Antworten: „Fräulein XY, brauchen Sie heute meine Chipkarte?" „Aber Herr Sowieso, die haben Sie doch in diesem Quartal schon abgegeben!"

Bitte und Danke, diese Zauberworte gestalten jegliche Kommunikation sympathischer, angenehmer und zeugen von Respekt für den Gesprächspartner. Eine Unterhaltung, die so geführt wird, zeigt dem anderen eine hohe Akzeptanz seiner Person!

Die Frage: „Waren Sie schon einmal in unserer Praxis?" kränkt jeden Stammpatienten. Ihre Mitarbeiterinnen können aber beileibe nicht jeden Patienten wiedererkennen, der jemals in der Praxis war. Hat sie keine Möglichkeit, durch Karte oder PC festzustellen, ob es ein neuer Patienten ist oder nicht, klingt es für einen Stammpatienten deutlich besser, wenn sie fragt: „Wann waren Sie das letzte Mal in unserer Praxis?" Neue Patienten werden sich nach dieser Frage als solche vorstellen.

Jede Beschwerde muss ernst genommen werden. Wir wissen aus Untersuchungen, dass nur jeder Zehnte, der Anlass zu einer Beschwerde hat, sie auch anbringt. Angst sich lächerlich zu machen, und das Gefühl, doch nichts am Zustand ändern zu können, hindern die meisten Patienten an Kritik. Sie sollten dem Menschen, der sich beschwert, hohen Respekt zollen. Er spricht aus, was viele denken!

Der Beschwerdeführer rechnet damit, eine Antwort im gleichen Stil und Ton zu bekommen, in dem er die Beschwerde angebracht hat. Darin liegt eine Riesenchance für Sie und Ihr Team. **Durchbrechen Sie die erwartete Reaktion des Patienten!** Erst kurz schlucken, um sich zu fassen. Danach in aller Freundlichkeit erklären, dass man Verständnis hat und den Zustand ändern wird.

Alle Beschwerden sollten in folgender Reihenfolge behandelt werden:

1. Zuhören, ohne zu unterbrechen, ist Pflicht. Unterbricht man den Beschwerdeführer, kann die Situation eskalieren!
2. Danach mit eigenen Worten die Beschwerde noch einmal zusammenfassen und Verständnis zeigen. Sie werden überrascht sein, wie häufig viele Patienten bei einer Zusammenfassung positiver reagieren. Etwa so: „Nein, so habe ich das nicht gemeint!"
3. Vorschläge machen, wie man dem Beschwerdeführer entgegenkommen kann.

Bei unsachlichen oder unklaren Beschwerden reagiert man am besten mit einer Gegenfrage, damit der Beschwerdeführer konkret wird: „Wie würden Sie das machen?" Oder: „Was schlagen Sie vor?"

Manche Beschwerden sind so unsachlich, dass man am Liebsten selbst „in die Luft gehen" möchte. Spürt man den Ärger derart in sich hoch steigen, hilft es sich zu dissoziieren. Man stellt sich vor, dass man von außen auf sich selbst in dieser Situation hinabsieht und sich einen guten Rat gibt, was man nun klugerweise tun sollte. Diese Technik ist in allen Gegebenheiten überaus hilfreich, wenn man befürchtet, dass Konflikte außer Kontrolle geraten können!

> **Handle klug, auch wenn Du unklug behandelt wirst!**
>
> *Lao-Tse, Tao-Te-King*

Ein anderes Negativbeispiel soll zeigen, wie man es auch nicht machen sollte: Ein Patient kommt zur Anmeldung und betont laut und deutlich, dass er trotz eines Termins nun schon über eine Stunde im Wartezimmer verbracht hat. Die resolute Erstkraft in jovialem Ton: „Aber Herr XY, wollen wir denn so kurz vor Feierabend anfangen zu lügen?"

Diskretion ist Pflicht für das gesamte Team, darum gehören keine Stühle für wartende Patienten in den Anmeldebereich. Die Tür zum Wartezimmer muss immer geschlossen bleiben. Um den Kontakt zu den Wartenden nicht zu verlieren, ist es sinnvoll eine Glastüre einzubauen.

Motivation des Teams

Wie erreichen Sie die beschriebene hohe Patientenzufriedenheit? Der Weg dahin führt ausschließlich über ein engagiertes und motiviertes Praxisteam. Nur solche Mitarbeiterinnen werden bereit sein die Qualität in Kommunikation und Service zu erbringen!

Wenn man über Motivation spricht, ist es sinnvoll genauer hinzuschauen, was genau Motivation bedeutet:

Motivation ist der Antrieb etwas von sich aus zu tun und letztlich nie rational sondern immer emotional begründet. Motivation ist also das gute Gefühl **etwas gerne zu tun,** aus innerer Bereitschaft heraus. Die Menschen suchen Tätigkeiten, in denen sie Sinn erkennen können. Mit Logik und Ratio ist kein Mensch über längere Zeit zu motivieren!

Die stärkste Motivation ist es, Dinge selbst gestalten und verändern zu können, das so genannte **personal control.** Daher sind, wie im Kapitel Leitung der Praxis beschrieben, klar definierte Tätigkeits- und Verantwortungsbereiche auch effektive Motivationsfaktoren.

Nach meiner Erfahrung trifft man vier verschiedene Arten von Mitarbeiterinnen in Praxen an.

1. 10% der Mitarbeiterinnen haben ein hohes Engagement und Eigeninitiative. Sie begeistern andere mit ihren Ideen und Ihrer Kreativität und sind bereit, weit mehr zu leisten als gefordert wird. Sie sichern den Praxiserfolg durch ihren konsequenten Einsatz. Falls Sie solche Mitarbeiterinnen haben, lassen Sie diese um Gottes willen nicht gehen. Sie sind das Beste was Ihrer Praxis passieren kann!

2. 40% der Helferinnen arbeiten ohne Eigeninitiative. Sie lassen sich jedoch von anderen begeistern, mehr Leistung und hohes Engagement zu erbringen. Es lohnt sich auf jeden Fall, um diese Mitarbeiterinnen zu kämpfen. Auch bei diesen Mitarbeiterinnen ist die stärkste Motivation ihren Arbeitsbereich selbst gestalten zu können und Entscheidungsspielräume zu haben!

3. Weitere 30% sind nur sehr schwer und in geringem Ausmaß zu motivieren. Sie handeln lediglich auf Anweisung und haben keinerlei Ehrgeiz.

4. 20% sind durch nichts zu motivieren und tun bloß das Nötigste, um am Monatsende ihre Gehaltsüberweisung auf dem Konto zu haben.

Die Mitarbeiterinnen der 3. oder 4. Kategorie sind auf Dauer die Garanten dafür, dass Ihre Patienten wegbleiben, da sie sich schlecht betreut fühlen. Sie sollten diese Damen Ihren Kollegen überlassen und sich mehr für die der 1. oder 2. Kategorie interessieren.

> **Nur zufriedene Mitarbeiterinnen schaffen zufriedene Patienten.**

Wodurch motivieren sich Ihre Mitarbeiterinnen? Es sind im Wesentlichen folgende Dinge, die Erfolg versprechen:

❖ Zuerst das Wichtigste was Sie tun können: **Unterlassen Sie alles Demotivierende!** Geben Sie Ihren Mitarbeiterinnen das Gefühl in einem Team zu arbeiten, in dem alle **Beachtung, Respekt** und **Anerkennung** verdienen. Auch das kleinste Rad in einem Getriebe ist eminent wichtig. Versagt es, versagt die gesamte Konstruktion!

❖ **Die Tätigkeit in einem geordneten Arbeitsumfeld.**

Dazu gehören transparente Strukturen und *Arbeitsplatzbeschreibungen,* da diese eigene Kompetenzbereiche definieren. Kompetenz und Verantwortung zu haben, bedeutet eine Tätigkeit auszuüben die Spaß macht. Die Arbeitsplatzbeschreibung ist schließlich nicht nur ein Zuordnen von Verantwortung, sondern auch ein Erteilen eines Handlungsspielraumes!

❖ Ein **gut harmonisierendes Team,** denn nur in einer positiven Atmosphäre werden Höchstleistungen erzielt!
Dazu gehört es natürlich auch, außerhalb der Arbeitszeit etwas Privates miteinander zu unternehmen, z.B. einen Theater- oder Konzertbesuch. Auch ein regelmäßig durchgeführter Teamausflug kann viel bewirken. Für ein gutes Betriebsklima ist es auch sinnvoll Hierarchien abzubauen. Mehr dazu im Kapitel Leitung der Arztpraxis.

❖ **Viel Anerkennung!**
Anerkennung ist besser als Lob, denn Lob wird immer von oben herab gegeben. Es ist sinnvoll die Anerkennung vor dem gesamten Team auszusprechen, denn damit potenziert sich der Effekt.
Wenn Sie allerdings der Meinung sind, in Ihrem Team gäbe das „böses Blut", dann bin ich der Meinung, dass in Ihrem Team etwas nicht stimmt!
Kritik gehört dagegen immer in ein Vier-Augen-Gespräch! Nie vor anderen Teammitgliedern kritisieren, ansonsten wird der Kritisierte, um vor den anderen sein Gesicht zu wahren, emotional und unklug reagieren. Diese Gespräche führen damit zu keiner Lösung, sondern zu weiteren Herausforderungen.
Kritik muss konstruktiv sein, wenn sie etwas bewirken soll. Nicht den Fehler besprechen, sondern Lösungen anbieten oder gemeinsam erarbeiten! „Ich wünsche mir von Ihnen…", oder „Sie sollten besser…" sind gute Formulierungen um Kritik anzubringen.

❖ **Beziehen Sie Ihre Mitarbeiterinnen in Entscheidungsprozesse mit ein.** Fragen Sie nach Ideen, nehmen Sie diese Anregungen wirklich ernst. Es ist häufig im Team ein großer Erfahrungsschatz, z.B. aus früheren Arbeitsverhältnissen, vorhanden. Diese Erfahrung oder vorhandene Kreativität zu wecken und zu nutzen, ist eine gute Möglichkeit motivierte Mitarbeiterinnen zu bekommen und erfolgreich zu sein.

❖ **Seien Sie selbst optimistisch** und versprühen dieses Gefühl auch. Nur wenn Sie vom Erfolg selbst überzeugt sind, können das Ihre Mitarbeiterinnen auch sein. Falls Sie selbst am Morgen griesgrämig die Praxis betreten, können Sie von keinem Teammitglied Motivation erwarten.

> **Du kannst nur entzünden, was in Dir brennt.** *Augustinus*

❖ **Ein wichtiger Motivationsfaktor ist natürlich Geld!**
Wenig Effekt hat die übertarifliche Zuzahlung. Sie wird schnell zur Gewohnheit und damit selbstverständlich. Ein Prämiensystem ist dagegen sinnvoller:

In der freien Wirtschaft, z.B. in Außendienstorganisationen, wird der immer wichtiger werdende Faktor von Leistungsprämien erkannt. Die fixen Gehälter werden weitgehend „eingefroren", und der Anteil an Leistungsprämien steigt. Um den Erfolgskurs beizubehalten, empfehle ich dieses Vorgehen auch für Arztpraxen.

Die leistungsorientierte Bezahlung ist nicht mit dem „Quartalsblick" zu sehen, sondern eine strategische Maßnahme der Praxisführung. Sie ist langfristig angelegt und trotz Budgetierung und restriktiver HVM's durchzuführen. Darüber hinaus werden die nicht von der KV honorierten Patienten als Basis für spätere Berechnungen gewertet. (Siehe Kapitel „Ist Fallzahlsteigerung sinnvoll?")

Ein Rechenbeispiel, um den Effekt von Prämien zu verdeutlichen:

Ein Arzt setzt am Jahresende ein Ziel für die kommenden vier Quartale. Er möchte in jedem Quartal 100 GKV-Patienten mehr behandeln als im Vergleichsquartal des Vorjahres.

Die Praxis behandelt zur Zeit 1200 Patienten im Quartal, bei einem Fallwert von 40 EUR, einschließlich Privatpatienten liegt der Umsatz damit bei ca. 210 000 EUR im Jahr.

Die Praxis arbeitet mit zwei Stellen.

Der Arzt stellt eine Prämie von 10 000 EUR bei Zielerreichung in Aussicht. Das sind immerhin 410 EUR je Stelle und Monat.

Erreicht das Team dieses Ziel, stellt sich das so dar:

100 × 40 EUR Fallwert × vier Quartale ergibt 16 000 EUR mehr Einnahmen. Je nach Abstaffelung oder Fallzahlbegrenzung werden ca. 10 000 EUR mehr in der Kasse sein.

Wird nur ein Teil des Zieles erreicht, wird die Prämie natürlich nur anteilmäßig ausgezahlt.

Für den Praxisinhaber ist das Ganze im ersten Jahr ein Nullsummenspiel. Im nächsten Jahr rechnet es sich, da die erreichte Fallzahl die Berechnungsgrundlage für die neuen Prämien ist.

Sie können auch andere Ziele, als eine Fallzahlsteigerung anvisieren:

❖ Je Quartal 3000 EUR mehr an Privatliquidation
❖ Je Quartal 300 Check-up.
❖ Je Quartal 20 neue Privatpatienten.
❖ etc.

Es ergeben sich viele Möglichkeiten für Ziele und die Höhe des Prämientopfes ist selbstverständlich flexibel.

Dieser variable Gehaltsanteil ist nicht ausschließlich als motivierender Faktor zu sehen, sondern als faire Beteiligung am Erfolg des Unternehmens!

Wichtig ist dabei, dass es sich um keine Individual- sondern um eine Teamprämie handelt. Mit Individualprämien fördern Sie lediglich den Wettbewerb in Ihrem Team. Mit der gemeinschaftlichen Prämie wird dagegen der Teamgedanke unterstützt!

Der variable Gehaltsanteil ist nicht am Gewinn zu bemessen. Dieser wird erst 1–2 Jahre später ermittelt und ist für die Mitarbeiterinnen nicht transparent, da er von Faktoren wie z. B. Abschreibungen etc. abhängig ist. Die Fallzahlen sind dagegen für alle Teammitglieder leicht nachvollziehbar.

Regelmäßige Teambesprechungen, mit Soll-Ist-Vergleich, sind unabdingbar für ein funktionierendes System. Jeder muss wissen, wie es um die Zielerreichung steht und was das Team dazu noch leisten muss!

Der größte Gewinn für die Praxis liegt in einem hochmotivierten Team, das sich selbst kontrolliert und mit hohem Engagement auf die Patienten zugeht!

Die Einführung eines Prämiensystems ist in einer laufenden Praxis schwierig. Möglichkeiten dazu gibt es lediglich, wenn Mitarbeiterinnen ausscheiden.

Unabhängig davon, ob Sie mit einem Prämiensystem einen höheren Umsatz erzielen oder nicht, ist es außerdem sinnvoll Geld aus der „eigenen Tasche" in den Prämientopf einzuzahlen. Denn:

> **Wer nur mit Erdnüssen zahlt, ist meist von Schimpansen umgeben!**

Falls Sie am Personal sparen, sparen Sie an der falschen Stelle. Gute Leute kosten nun einmal Geld und sind nicht preiswert zu bekommen!

Und glauben Sie nicht den Menschen, die behaupten: „Mit Geld kann man nicht motivieren." Der Satz lautet richtig: „Mit Geld alleine kann man nicht motivieren!" Denn es ist auch eine wichtige Erkenntnis, dass man Motivation nicht kaufen kann!

Das Telefon

Ihre Mitarbeiterinnen sollten das **Telefon maximal zweimal klingeln lassen.** Warten Patienten endlos lange, bis die Praxis sich meldet, hinterlässt das keinen guten Eindruck. Ein neuer Patient, der zweimal vergeblich versucht hat, einen Termin zu bekommen, wird sich vermutlich gleich an eine andere Praxis wenden.

Ein Problem stellen dabei die einfachen ISDN-Anlagen der Telekom dar. Wenn drei Leitungen vorhanden sind und nur ein Telefonapparat angeschlossen und besetzt ist, hört der Anrufende ein Freizeichen. Abhilfe schafft eine gute Telefonanlage.

Hintergrundgeräusche, z. B. durch laute Drucker oder Gespräche, machen keinen guten Eindruck und deuten auf Hektik und schlechte Organisation hin.

Ruft ein neuer Patient an, entscheidet er sich in den ersten Sekunden, welchen Eindruck die Praxis auf ihn macht. Wird er professionell, kompetent und freundlich begrüßt, wird er sich gut aufgehoben fühlen. Die Begrüßungsformel ist entscheidend:

1. Als erstes sollte ein Gruß erfolgen. Aus Untersuchungen weiß man, dass die ersten Silben am Telefon nicht klar erkannt werden, ein „guten Morgen" oder „guten Tag", jedoch als Gruß erkannt wird.
2. Danach erfolgt die Nennung des Praxisnamens. Arbeitet mehr als ein Arzt im Team ist es nicht sinnvoll alle Namen aufzuzählen. Effektiver ist in diesen Fällen z. B. die

Bezeichnung „Kardiologische oder Internistische Gemeinschaftspraxis."

3. Als Abschluss wird der eigene Name genannt. Dadurch wird die Kommunikation persönlicher und ein Stück Anonymität wird überwunden.

Beispiel: „Guten Tag, hier ist die Orthopädische Gemeinschaftspraxis Rathausplatz, mein Name ist Stephanie Schmidt." Der häufig verwandte Zusatz: „Was kann ich für Sie tun?" ist am Telefon nicht empfehlenswert. Er klingt mittlerweile ziemlich abgedroschen, da man ihn zu häufig hört und er unglaubwürdig klingt.

Leider wird die **Begrüßungsformel** im Laufe der Zeit manchmal hektisch und schnell „heruntergeleiert." Es ist daher gut, ab und an einen Kontrollanruf durch Bekannte durchführen zu lassen. Diese sollten am Besten nach dem Leistungsspektrum der Praxis fragen. Interessant ist dabei auch die Reaktion der Tagesmanagerin. Reagiert sie professionell bei der Akquirierung eines potenziellen Kunden? Wie gibt sie die benötigten Informationen weiter? Schickt sie eine Praxisbroschüre etc. zu?

Hat die Helferin erst einmal den Namen des Anrufers erfahren, sollte sie ihn gleich notieren und immer wieder nutzen, um den Patienten beim Namen zu nennen. War die Namensnennung undeutlich, muss gleich nachgefragt werden: „Können Sie Ihren Namen bitte buchstabieren?" Viele Menschen sind sehr schnell verletzt, wenn ihr Name falsch ausgesprochen wird!

Mit der Nennung des Namens wird Vertrauen geschaffen und die Kommunikation ein Stück persönlicher und näher.

Der eigene Name ist für jeden Menschen ein wichtiger Bestandteil seines Lebens!

Rufen **ältere Patienten** an, die schlecht hören können, sollten Sie nicht lauter sprechen sondern einfach nur langsamer und deutlicher.

Sind Sie gezwungen am Telefon eine Weile zuzuhören, macht es sehr viel Sinn zu **zeigen, dass man zuhört.** Der Gesprächspartner nimmt das durch ein „ja", „mmh", „achja" oder „so" wahr. Diese „Telefonlaute" zeigen letztlich Ihrem Gegenüber, dass Sie alles mitbekommen und verstehen.

Hat Ihre Mitarbeiterin einen neuen Patienten am Telefon, sollte sie **so tun, als ob sie ihn schon kennen würde,** natürlich nicht plump vertraulich. Durch dieses „tun als ob" erreicht man ein völlig anderes und sympathischeres Gesprächsklima. Versuchen Sie es einmal bei einem Ihrer nächsten Telefongespräche. Ich verspreche Ihnen, Sie werden überrascht sein!

Noch etwas Wichtiges: **Beim Telefonieren wird mehr überbracht als reiner Sachinhalt.** Die Stimme gibt durch Tonhöhe, Schwankungen, Gefühle, Stimmungen und Werte etc. unterschwellig weiter. Die positiven Botschaften sollten beim Telefonieren Ihres Praxisteams aktiv gefördert werden. Das geht ganz einfach, wenn beim Telefonieren gelächelt wird. Die Stimme klingt dann freundlich und selbstbewusst.

Versuchen Sie es einmal selbst in einem ruhigen Augenblick. Sprechen Sie einen Satz ganz normal, um ihn danach mit einem **Lächeln** zu wiederholen. Die Stimme wird dadurch einen freundlicheren und sympathischen Klang erhalten. Achten Sie einmal bei Radiomoderatoren auf den Klang der Stimme. Bei vielen die uns sympathisch sind, kann man bei genauem Hinhören das Lächeln „hören".

Mein Tipp: Neben dem Telefon in der Anmeldung einen kleinen, natürlich bronzierten Spiegel anbringen. Die Tagesmanagerin hat die Pflicht, bevor sie ein Telefonat entgegen nimmt, einen kurzen Blick hineinzuwerfen, um ihre Mimik zu kontrollieren.

■ *Checkliste Patientenorientierte Praxisführung*

1 = Das ist unsere absolute Stärke
2 = Darin sind wir gut
3 = Naja, geht so
4 = Hier haben wir noch Möglichkeiten
5 = Hier besteht absoluter Handlungsbedarf

	1	2	3	4	5
Der Patient steht bei uns konsequent im Mittelpunkt, egal was geschieht.	☐	☐	☐	☐	☐
Die Patienten werden immer wieder überrascht, was unser Team alles möglich macht.	☐	☐	☐	☐	☐
Unsere Praxissteuerungskraft behält auch in schwierigen Situationen die Ruhe und Übersicht.	☐	☐	☐	☐	☐
Wir haben nur erfahrene Mitarbeiterinnen an der Anmeldung.	☐	☐	☐	☐	☐
„Das geht nicht", oder „das können wir nicht" fallen an der Anmeldung nicht.	☐	☐	☐	☐	☐
Jeder Patient der eintritt in die Praxis, erhält ein Lächeln.	☐	☐	☐	☐	☐
Auch Routinefragen werden bei uns ernst genommen.	☐	☐	☐	☐	☐
Beschwerden werden bei uns professionell abgehandelt.	☐	☐	☐	☐	☐
Diskretion an der Anmeldung ist für unser Team selbstverständlich.	☐	☐	☐	☐	☐
Arbeitsplatzbeschreibungen sind für alle Stellen vorhanden.	☐	☐	☐	☐	☐
Anerkennung ist für uns jeden Tag selbstverständlich (wenn sie angebracht ist)!	☐	☐	☐	☐	☐
Leistungsorientierte Bezahlung ist selbstverständlich.	☐	☐	☐	☐	☐
Unser Telefon klingelt maximal 2-mal, dann wird der Hörer sofort abgenommen.	☐	☐	☐	☐	☐
Die Grußformel zu Beginn des Telefongesprächs ist trainiert und professionell.	☐	☐	☐	☐	☐
Unsere Mitarbeiterinnen nennen die Patienten am Telefon so oft es geht beim Namen!	☐	☐	☐	☐	☐
Ist der Name unverständlich, lässt man ihn gleich buchstabieren.	☐	☐	☐	☐	☐
Unsere Mitarbeiterinnen lächeln beim telefonieren.	☐	☐	☐	☐	☐
Neben dem Telefon, an der Anmeldung, ist ein kleiner Spiegel angebracht.	☐	☐	☐	☐	☐

Spezialisierung

Machen Sie nicht alles, aber das Richtige
Siggi Kröger

Niemand kann auf allen Gebieten absolute Spitzenleistungen bieten. Höchstleistungen allen Patienten zur Verfügung zu stellen, mit ihren verschiedenen Bedürfnissen, Persönlichkeiten und Anforderungen, wird nie möglich sein. Spitzenleistungen sind es jedoch, die die Menschen faszinieren. Wie viele Bücher werden jedes Jahr vom *„Guiness Book of Records"* verkauft? Wie viele Fernsehshows beschäftigen sich, wie z. B. *„Wetten dass,"* mit Höchstleistungen und haben dabei traumhaft hohe Einschaltquoten? Warum interessieren sich so viele Menschen für Sport, wie z. B. Fußballbundesliga, Weltmeisterschaftsspiele, Formel-1-Rennen oder *Tour de France?* Gerade bei diesem Spitzenradrennen: Wieso haben die Bergetappen, bei denen die Spitzenfahrer bis an die Grenze der menschlichen Leistungsfähigkeit und manchmal darüber hinaus gehen, die meisten Zuschauer? Warum werden die Fernsehrechte dieser Megaevents, genau wie die Rechte für die Übertragung der Olympischen Spiele, so teuer verkauft? Alle Fragen können Sie damit beantworten, dass die Leser und Zuschauer immer wieder neue Spitzenleistungen sehen wollen. Durchschnittliche Leistungen sind eben nicht so interessant!

Genauso empfinden auch Ihre Patienten. Ich empfehle daher allen Praxisinhabern, eine Spezialisierung auf bestimmte Gebiete anzustreben. Mit einer limitierenden KV-Abrechnung kann man nicht dagegen argumentieren. In diesen Fällen, wo z. B. die Budgetgrenzen erreicht werden, können Sie immer mit einem besonderen Versorgungsbedarf argumentieren. Ich kenne z. B. den Fall eines Allgemeinarztes, der 80 % phlebologische Fälle auf Zuweisung behandelt (siehe auch Kap. Regressschutz und den Anhang an diesem Kapitel mit dem Thema „Besonderer Versorgungsbedarf").

Auf diesen Spezialgebieten kompetenter zu sein als andere, und diese Kompetenz auch zu demonstrieren, bringt den gewünschten Erfolg.

> **„Sie müssen sich darüber klar werden, auf welchem Gebiet Sie besser sind als jeder andere, und dann Ihre Anstrengungen kompromisslos darauf konzentrieren."** *Andrew Grove* **Generaldirektor Intel**

Richten Sie Ihren Fokus auf eine bestimmte Facette Ihrer Tätigkeit und verzetteln sie sich nicht. Suchen Sie also die Tiefe statt der Breite, denn es ist unsinnig immer mehr anzubieten, und das dann zwangsläufig mit einer mittelmäßigen Perfektion. Falls Sie eine bestimmte Leistung nur einmal in der Woche oder im Monat erbringen, können Sie logischerweise nicht so perfekt sein wie bei einer Leistung, die sehr häufig in Ihrem Arbeitsalltag vorkommt!

Suchen Sie nach Möglichkeiten, tiefer in einen bestimmten Markt einzudringen und die Bedürfnisse einer Gruppe von Patienten zu erkennen und zu befriedigen. Konzentrieren Sie also Ihre Kräfte und werden Sie Spezialist für eine bestimmte Zielgruppe. Sie haben damit bei diesen Menschen alle Vorteile auf Ihrer Seite.

> **Bieten Sie einem bestimmten Patientenkreis einen besonderen Nutzen, der unübersehbar ist!**

Für Hausärzte sind in erster Linie Non-GKV-Leistungen interessant, aber auch bestimmte GKV-Leistungen.

Eine gute Möglichkeit ist z. B. die Traditionelle Chinesische Medizin (TCM). In den nächsten Jahren ist eine verstärkte Nachfrage nach TCM zu erwarten. Wenn Sie diese Methode richtig in die Praxis integrieren, haben Sie die Möglichkeit, dieses Geschäftsfeld zum stärksten Umsatzträger Ihrer Praxis zu machen.

Weitere Möglichkeiten sind die Akupunktur, Ernährungsberatung, Anti-Aging, Umweltmedizin, Naturheilverfahren, Arbeitsmedizin, Bioresonanzverfahren, Managercheck oder die Chirotherapie. Mithilfe dieser Felder sollten Sie bestimmte Patientengruppen ansprechen.

Um die Spezialisierung erfolgreich zu machen, bedarf es einer guten Strategie. Der Erfolg wird sich nicht von heute auf morgen einstellen, er muss strategisch geplant werden und kann nur in einem über Jahre andauernden Prozess erreicht werden.

> **Erfolgreich zu sein, bedeutet die richtige Strategie zu haben.**

Zur richtigen Strategie gehört ein Leitspruch, der das Unternehmensziel darstellt:

Wir wollen am Ort der kompetenteste Problemlöser für Patienten mit XY sein.

Kompetenz zu demonstrieren ist der Kern der Strategie. Diese Kompetenz ist Ihr USP (Unique Selling Proposition), also ein Alleinstellungsmerkmal im Markt.

Dieses Merkmal muss „nur noch" von Patienten erkannt werden. Dazu stehen Ihnen viele Werbemaßnahmen zur Verfügung. In erster Linie natürlich die Werbung innerhalb der Praxis. Das beginnt beim Plakat und hört bei einer Vitrine oder Litfasssäule auf. Die Mitarbeiterinnen sollten bei jeder sich bietenden Gelegenheit die Spezialisierung und die guten Ergebnisse damit kommunizieren. Nach den ersten Erfolgen wird die Mundpropaganda ihr Übriges dazu tun.

Generell kann man nur empfehlen, etwas forscher mit der Werbung umzugehen. Das Europäische Recht, das ja über kurz oder lang das Kammerrecht ablösen wird, bietet deutlich mehr Werbemöglichkeiten!

Auch heute schon zeigt die deutsche Justiz eine Annäherung an Europa. So sagt ein Urteil des Bundesverfassungsgerichtes vom 8. Januar 2002 z.B. aus, dass Ärzte mit ihren besonderen praktischen Erfahrungen werben dürfen. Der erste Senat des Bundesverfassungsgerichtes stellte fest, dass eine Klinik ihre Ärzte als *Spezialisten* bezeichnen darf, weil seit Jahren in

diesem Fall 7000 Wirbelsäulen- und 13 000 Knieoperationen durchgeführt wurden!

Die Bezeichnung Spezialist ist weder eine unzulässige Werbung noch verstößt sie gegen das Wettbewerbsrecht, sondern ist eine „interessensgerechte und angemessene Information für die Patienten." „Der Einzelne kann sich einer ihn allein auszeichnenden Erfahrung berühmen, weil er sich besonders intensiv gewidmet hat." (Originalzitat)

Bundesverfassungsrichterin Renate Jäger führte aus, dass „Patienten ein legitimes Interesse daran haben zu erfahren, welche Ärzte über solche vertieften Erfahrungen verfügen."

Den Kammern stehen lediglich Reglementierungen zu, die sich innerhalb dieser verfassungsrechtlichen Grenzen bewegen.

Diese Rechtsprechung gilt für Anzeigen und Broschüren und daher selbstverständlich auch für das Internet.

Auch die Kontaktaufnahme zu Selbsthilfegruppen kann hilfreich sein. Ich kenne einige Fälle, wo die Kooperation mit diesen Gruppen den Erfolg brachte. Patienten aus ganz Deutschland suchen heute gezielt diese Praxen auf. Kontakt zu vielen Selbsthilfegruppen können Sie über das Internet aufbauen.

Eine sehr gute Darstellungsmöglichkeit Ihrer Kompetenz und Ihres USP haben Sie durch die Kooperation mit den örtlichen Krankenkassen oder großen Unternehmen. Die Kassen haben viele Patientengruppen, bei denen Sie als Problemlöser auftreten können. Es bieten sich z.B. Vorträge an, die von den Kassen aktiv, in Apothekenaktionen und Anzeigen beworben werden können.

Für Fachärzte lohnt selbstverständlich auch eine Spezialisierung innerhalb der GKV. So kann es für Dermatologen z.B. sinnvoll sein sich auf Umweltmedizin, Allergologie oder auf bestimmte Krankheitsbilder, z.B. Neurodermitis, zu konzentrieren.

Die Spezialisierung ist prinzipiell für alle Fachgruppen möglich, sinnvoll und erstrebenswert!

Besonderer Versorgungsbedarf

Die „Vereinbarung zur Einführung von Praxisbudgets", vom 1.7.1997 (Spitzenverbände der Kassen und KBV): Das beantragte Zusatzbudget nach 4.3, Allgemeine Bestimmungen A I des EBM, insbesondere dann gewährt werden kann, wenn die genannten *Krankheitsbilder der Schwerpunkt der Praxistätigkeit* darstellen. Im Einzelfall und zur Sicherstellung eines besonderen Versorgungsbedarfs.

Die KV Berlin hatte als Kriterium für die Vergabe von Zusatzbudgets einen 20% Fallwertverlust vorgegeben. Das Sozialgericht verwarf diese Norm:

Der geforderte Fallwertverlust könne keinen Aufschluss über die Notwendigkeit der beantragten Budgeterweiterung geben. Bedingung dafür könne nur die *Sicherung eines bestimmten Versorgungsbedarfes* sein.

Das Sozialgericht Potsdam z.B. warf der KV Brandenburg vor, es hätte die Kompetenznorm des EBM verkannt und den Ermessensspielraum (im Bezug auf Erteilung von Zusatzbudgets) *unterschritten*. Die Geltung der Praxisbudgets müsse für Praxen gelockert werden, deren *Leistungsspektrum unter qualitativen oder quantitativen Gesichtspunkten atypisch sei*.

Das Sozialgericht Magdeburg hatte eine ausschließliche Vergabe von Zusatzbudgets an Praxen, die über 60% Schwerpunktleistungen abrechnen, verworfen:

Auch für Praxen mit *ausgeprägter Spezialisierung und Schwerpunkttätigkeit* sei das denkbar. Behandlungsintensive Patientengruppen können auch den Schwerpunkt einer Praxistätigkeit darstellen, auch wenn die sonstigen Patienten zahlenmäßig eine Überzahl darstellen.

Sinn der Zusatzbudgets sei es, flexibel auf atypische Versorgungsstrukturen zu reagieren.

Sozialgericht Karlsruhe: Ein *erheblich über dem Arztgruppendurchschnitt liegender Überweisungsanteil* muss berücksichtigt werden! Es widerspreche dem Sinn und Zweck der Budgets bzw. Zusatzbudgets spezialisierte Praxen als Standardpraxen umzufunktionieren. Es müsse auch Platz für Spezialisierungen geben, wenn dafür Bedarf bestehe.

Analog ist der Umgang mit Arzneimittelrichtlinien zu bewerten. Für besonders spezialisierte Praxen können die Prüfungsausschüsse durch eine Vorabprüfung von einer Wirtschaftlichkeitsprüfung absehen. Es wird dabei Bezug auf Praxen genommen, die eine ähnliche Spezialisierung haben. Jede Ärztin und jeder Arzt, die eine solche Spezialisierung haben, sollten ihre Praxisbesonderheiten frühzeitig, am besten mit der Abrechnung, bekannt geben.

Für Allgemeinärzte müssen die KV'en eigene Vergleichsgruppen bilden, falls sich die Praxisstruktur hinsichtlich der Patientenklientel oder des Diagnose- und Behandlungsangebotes von einer Allgemeinpraxis so weit entfernt hat, dass der primäre Versorgungsauftrag nicht mehr umfassend wahrgenommen wird. BSG, Az: B 6 KA 36/98 R

Logischerweise sollte diese Begründung auch für andere Fachgruppen analog gelten!

Leitung der Praxis

Jedes Unternehmen muss professionell geleitet werden um erfolgreich zu sein. Leider sind in Arztpraxen klare Strukturen und professionelles Management selten vorzufinden. Entsprechend häufig treten organisatorische Mängel und Pannen auf.

Generell wird die Leitung eines Unternehmens und daher auch jeder Praxis in zwei Bereiche unterteilt:
1. Praxismanagement
2. Führung der Arztpraxis

Das **Praxismanagement ist auf die Gegenwart ausgerichtet.** Management beschäftigt sich also mit dem Tagesgeschäft, insbesondere mit
* Delegation
* Information
* Kommunikation
* Kontrolle und ggf. Korrektur.

Das Management ist ein wichtiger Baustein im Unternehmen, denn nur durch ein gutes Management kann ein reibungsloser Tagesablauf gewährleistet werden. Auch die Mitarbeiterinnen haben in einem funktionierenden Team häufig einen großen Anteil am Praxismanagement.

Führung dagegen ist auf die Zukunft gerichtet. Sie ist sehr exakt mit dem englischen Wort Leadership zu definieren. Es geht darum neue Ideen und Innovationen ins Unternehmen einzubringen, die Mitarbeiter dafür zu begeistern und diese Ideen im Team umzusetzen. Führung definiert Ziele und arbeitet auf der Ebene der Glaubenssätze (siehe Logische Ebenen im Kapitel Non-GKV-Leistungen), um die Mitarbeiter zu überzeugen und zu motivieren.

Beides, Führung und Management, wird für ein gut funktionierendes Unternehmen benötigt. Wird gut gemanagt und nicht geführt, er-

starrt das Unternehmen und entwickelt sich nicht mehr. Ich kenne viele Beispiele, wo das über Jahre so praktiziert worden ist. Die Organisation war recht gut und die Wartezeiten für die Patienten akzeptabel. Das Ambiente und die gesamte Struktur der Praxis, inkl. des Leistungsangebotes, jedoch im Stil der frühen 80er Jahre. Die Patientenzahlen waren dann erwartungsgemäß rückläufig.

Das andere Beispiel sind die Praxen wo geführt aber kaum gemanagt werden. Die Chefs oder Chefinnen haben immer großartige Ziele die Praxis zu optimieren und können auch ihre Mitarbeiterinnen begeistern. Im Tagesgeschäft versinkt die Praxis dann jedoch im Chaos, so dass die Umsetzung der Ziele letztlich doch nicht erreicht werden kann.

> **Praxisführung und Management sind entscheidende Bestandteile des Praxisqualitätsmanagements.**

Folgende *Ziele* können durch erfolgreiches Qualitätsmanagement definiert bzw. umgesetzt werden:
* Die eigenen Ziele: Was will ich von der Praxis?
* Die Kundenziele: Was wollen die Patienten von der Praxis und von mir?

> **Wenn man das Ziel nicht kennt, ist kein Weg der richtige!**

Daher ist die Benennung von Zielen ein entscheidender Faktor unternehmerischer Führung (QM). Kein erfolgsorientierter Unternehmer führt sein Unternehmen ohne klar definierte Ziele, er muss schließlich wissen, wohin er will und erkennen können wann er angekommen ist!

Man unterscheidet drei verschiedene Arten von Zielen, nach der zeitlichen Erreichbarkeit:

❖ **Operative Ziele im Bereich bis zu einem Jahr.** Das sind Ziele, die vom Tagesgeschäft der Praxisführung bis zu vier Quartalen im Voraus angesiedelt sind, z. B. die Einstellung einer neuen Helferin oder die Anschaffung eines kleineren diagnostischen Gerätes.

❖ **Taktische Ziele für den Zeitraum von 1 – 5 Jahren.** Diese Ziele sind nicht von heute auf morgen erreichbar und bedürfen einer systematischen Planung und Umsetzung. Die Einführung der *elektronischen Karteikarte* ist solch ein Ziel. Bis alle Karten im Altarchiv abgelegt werden können, kann es einige Jahre dauern. Ein anderes Ziel dieser Kategorie ist die Einführung eines *funktionierenden Terminsystems*. Bis alle Module reibungslos funktionieren, vergehen mindestens 2 Jahre.

❖ **Die strategischen Ziele liegen im Zeitraum von 5 + X Jahren.** Sie können z. B. Ihre Lebensplanung beinhalten. Ein Ziel könnte es sein, mit dem Alter von 55 Jahren die Aktivitäten in der Praxis zurückzufahren. Dazu benötigen Sie bis dahin eine entsprechende Praxisgröße und einen Partner, dem Sie das Geschäft sukzessive übergeben können.

Acht *Zielkriterien* müssen vorhanden sein (Tab. **2**). Sollte eins dieser 8 Kriterien nicht zutreffen handelt es sich um einen Wunsch und kein Ziel! Wünsche zu erreichen, hängt vom Zufall ab. Ziele können definiert, geplant und umgesetzt, also strukturiert erreicht werden.

Darüber hinaus ist es sinnvoll die Zielerreichung gedanklich durchzuspielen, um zu überprüfen, ob das Ziel ökologisch ist: Wie reagiert meine/unsere Umwelt wenn es erreicht ist?

Ein Beispiel anhand des Zieles im übernächsten Jahr in jedem Quartal 200 Patienten mehr zu behandeln:

❖ Wie sieht es dann mit der Patientenzufriedenheit aus, wenn dann noch weniger Zeit für den einzelnen Patienten zur Verfügung steht?

❖ Ist das Ziel dann noch sinnvoll, wenn mit drastischen Patientenreaktionen zu rechnen ist?

❖ Werden wir dann Patienten verlieren?

❖ Macht die Arbeit mir/uns dann noch Spaß?

❖ Benötigen wir dann evtl. mehr Mitarbeiter, Räume oder Ärzte?

Grundsätzlich trifft man auf drei Arten von *Leitungsstilen*:

1. Beim **autoritären Leitungsstil** lässt der Vorgesetzte keine Kompromisse zu. Er duldet weder Mitsprache oder Eigeninitiative und hat daher Mitarbeiter, die sehr unselbstständig arbeiten. Der Chef hat immer Recht, erträgt keine Kritik und verzichtet weitgehend auf Lob. Die Mitarbeiter haben häufig innerlich gekündigt, und das Betriebsklima ist schlecht.

In der Arztpraxis sind es die Teams, in denen die Mitarbeiterinnen keine eigenen Entscheidungen treffen. Die Chefs/Chefinnen organisieren selbst und lassen sich nicht managen. Da die Mitarbeiterinnen

Tabelle **2**

1. Ziele müssen erreichbar und realistisch sein. Es ist z. B. ein schönes Ziel im nächsten Quartal 200 neue Patienten zu behandeln, aber wahrscheinlich nicht erreichbar und daher wenig realistisch.

2. Die Ziele müssen selbst erreichbar sein, d. h. unabhängig von externen, nicht beeinflussbaren Faktoren, z. B. Kassen oder KV'en.

3. Ziele müssen positiv formuliert sein. Nicht, wir wollen nicht mehr XY tun, sondern wir werden Z tun!

4. Ziele sind in einem Satz zu formulieren, um sie transparent zu machen.

5. Sie sollten klar und konkret sein und nicht nebulös.

6. Ziele dürfen keine Konjunktive enthalten. Nicht wir sollten, sondern wir werden...

7. Ziele müssen sinnesspezifisch messbar sein, um die Erreichung genau festzustellen. Das bedeutet, man muss die Zielerreichung sehen, hören oder spüren können!

8. Alle Ziele bedürfen eines Zeitrahmens, der schriftlich festgehalten wird, um die Erreichung überprüfen zu können.

selbst nichts entscheiden können, sind sie gezwungen, häufig die laufende Konsultation zu stören.

2. Die so genannte **Laissez-faire-Leitung** ist eigentlich gar keine Leitung, denn der Vorgesetzte verzichtet auf fast alle Instrumente, wie z.B. Lob oder Kritik. Er lässt die Mitarbeiter machen was sie wollen. Da er gleichgültig handelt, handeln die Mitarbeiter in ihren Funktionen genauso!
Für die Arztpraxis, wie für jedes andere Unternehmen auch, ist dieser Leitungsstil selbstverständlich die Gewähr für wirtschaftlichen Misserfolg!

3. Die **partnerschaftliche oder kooperative Leitung** ist sicher die Beste für jedes Unternehmen. Toleranz, Akzeptanz und Humanität sind die Basis dafür. Die Mitarbeiter werden ernst genommen und weitgehend in die Entscheidungsprozesse eingebunden. Sie können eigene Ideen und Anregungen einbringen, werden einfühlsam kontrolliert und ggf. korrigiert. Man ist in der Lage, Kritik zu ertragen und sich mit den Mitarbeitern auseinanderzusetzen.
Wenn Sie Ihre Praxis so managen und führen, werden Sie motivierte Mitarbeiterinnen haben, die engagiert auf die Patienten zugehen und damit den gemeinsamen Praxiserfolg langfristig sichern.

> **Im Rahmen des QM ist partnerschaftliches Vorgehen der einzige Weg, der Erfolg verspricht!**

Die Praxisorganisation

Arztpraxen bestehen im Wesentlichen aus vier *Kompetenz- und Verantwortungsbereichen:*

Praxissteuerung oder Tagesmanagement

Diese zentrale und wichtigste Stelle der Praxis muss von einer versierten Kraft besetzt sein. Es ist die Stelle, die den ersten Patientenkontakt herstellt, sei es direkt oder am Telefon. Die Tagesmanagerin nimmt Anrufe entgegen, führt das Zeitmanagement, also Terminplan und Warteliste, und ist für Ihre Fragen die erste Anlaufstelle. Sie darf daher die Anmeldung nicht verlassen!

Die Tagesmanagerin steuert die Patientenströme durch die Praxis. In größeren Praxen wird sie dabei durch eine Assistentin unterstützt, so z.B. beim Besetzen und Vorbereiten der Konsultations- und Behandlungsräume. Die Tagesmanagerin kann **aufgrund ihrer Funktion** Anweisungen an andere Teammitglieder geben!

Arbeiten mehrere Ärzte in der Praxis, kann es erforderlich sein mehrere Praxissteuerungsstellen einzurichten. Es muss dann genau definiert werden, wer welchen Arzt steuert!

Assistenz

In größeren Praxen wird die Tagesmanagerin alleine mit dem Managen der Praxisabläufe überfordert sein. Ihre Assistentin wird sie bei folgenden Aufgaben unterstützen: Karteikarten ziehen und einsortieren, Räume besetzen, Räume vorbereiten etc.

Die Assistenz kann sich auch auf die ärztlichen Verrichtungen beziehen. So z.B. bei Operationen, Ergometrien, Gastroskopien etc.

Praxisverwaltung

Diese Stelle ist nur in größeren Praxen erforderlich. Sie umfasst das Formularwesen, Materialwirtschaft, Qualitätsmanagement, Privatabrechnung, GKV-Abrechnung, Ablage, Post, Kassenbuch und Schreibarbeiten etc. In kleineren Praxen werden diese Aufgaben von den anderen Stellen erledigt.

Therapie und Diagnostik

Dieser Arbeitsbereich umfasst z.B. die physikalische Therapie, Injektionen, Verbände, Infusionen, EKG, Langzeit-EKG + RR, Röntgen, Allergietestungen oder Lungenfunktionsprüfungen. Diese medizinischen Verrichtungen kann die Mitarbeiterin weitgehend selbstständig ausführen.

Die Bereiche haben selbstverständlich im Rahmen ihrer Tätigkeit eine eigene Führungsfunktion, also den Kompetenzbereich, einen Entscheidungsspielraum, sowie das Recht auf Initiative innerhalb des Kompetenzbereiches.

Das Schaffen von Kompetenz- und Verantwortungsbereichen ist die **unabdingbare Voraussetzung** für eine funktionierende Praxisorganisation und ein effizientes Qualitätsmanagement! Ein Verzicht auf diese Struktur bedeutet immer Organisation per Zufall.

> **Fehlen Stellenbeschreibungen machen alle entweder alles oder nichts.**
> **Die Folge: 20 % der Aufgaben werden doppelt erledigt und 20 % gar nicht bearbeitet.**

Einige Beispiele:
1. Die Anmeldung ist nicht besetzt, weil z. B. die Uhr für die BSG im Labor geklingelt hat.
   – Folge eins: Zwei Patienten warten einige Minuten an der Anmeldung. Vielleicht sogar ein neuer Patient, der behandelt werden möchte.
   – Folge zwei: Das Telefon klingelt einige Male und verstummt dann wieder.
   – Folge drei: Der Arzt fragt durch die Rufanlage nach einem Formular. Da ihn niemand hört, kommt er persönlich nach vorn und sucht eine Mitarbeiterin. Er trifft auf dem Flur eine Helferin an, die sich jedoch für nicht zuständig erklärt, da sie ja vorwiegend andere Dinge zu erledigen hat.
2. Die Praxis benötigt bei einem Notfall den Defibrillator, da ein Patient mit Kammerflimmern im Hausflur kollabiert ist. Ein seltener Fall, Gott sei Dank. Wenn er jedoch eintritt, und der Akku des Defi nicht geladen ist, eine Katastrophe.
3. Bei Hausbesuchen stellt der Arzt fest, dass einige Ampullen in der Tasche fehlen, die er zur Behandlung des Patienten dringend benötigt.
4. Ein Patient soll untersucht werden, aber wichtige Untersuchungsgeräte liegen nicht bereit.

Diese Liste könnte noch seitenweise ergänzt werden. Diese organisatorischen Mängel sind mit definierten Kompetenz- und Verantwortungsbereichen vermeidbar.

Stellenbeschreibungen helfen außerdem dabei, den erforderlichen Personalstand zu bestimmen. Falls Stellen oder Funktionen nicht ausgelastet sind, können Aufgaben aus anderen Bereichen und/oder neue Aufgaben (Pa-tientenschulungen o. a.) dazu genommen werden.

Die Bereiche sollten einer *Jobrotation* unterworfen werden.

Vorteile für die Praxis:
❖ **Die Mitarbeiterinnen sind vielseitiger einsetzbar,** was z. B. im Krankheitsfall ein großer Vorteil ist.
❖ **Die Praxis ist weniger abhängig von Einzelnen.** Kündigt eine Mitarbeiterin, sind andere über die Abläufe des Bereiches gut informiert!
❖ **Das Bereichsdenken der Mitarbeiterinnen wird verhindert,** sie bekommen mehr Verständnis für die Arbeit der anderen.

Ich habe häufig Fälle erlebt, wo Helferinnen über Jahre ausschließlich für das Labor zuständig waren. Jeglicher Bezug zu anderen Bereichen, wie z. B. der Anmeldung gingen verloren. Es zählte einzig und allein der betreute Bereich. Verständnis für andere Tätigkeiten war von diesen Mitarbeiterinnen nicht zu erwarten!

Sinnvoll ist eine **Rotation im Wochentakt**. Sie kann nach Neigung der Mitarbeiterinnen auch asymmetrisch durchgeführt werden. Es ist nicht zweckmäßig eine Mitarbeiterin, die lieber im Labor arbeitet, zwei Wochen an der Anmeldung zu beschäftigen. Sie arbeitet sinnvollerweise drei Wochen im Labor und nur eine Woche als Tagesmanagerin.

Erstkräfte werden bei einem System mit definierten Verantwortungsbereichen, in Organisationen bis zu ca. 6 oder 7 Stellen, überflüssig. An ihre Stelle tritt die Teamarbeit. Echte Teams arbeiten mit höherer Motivation und man kontrolliert und motiviert sich gegenseitig. Die Effizienz ist deutlich besser als die einer hierarchisch strukturierten Organisation. Dieses Wissen aus der Industrie kann auch für Arztpraxen genutzt werden. Das Stichwort ist Lean Management, also Abschaffung von überflüssigen Führungsebenen. Selbst im modernen Krankenhausmanagement ist das erkannt worden. Die Funktion der Oberschwester wird in modernen Häusern nicht mehr benötigt! In Teams bilden sich, durch die Herausforderungen und die Möglichkeiten des selbstständigen Arbeitens und des Mitdenkens, häufig Führungskräfte heraus. Sie entwickeln eigene Ideen und begeistern damit das gesamte Team.

Führung muss also nicht zwangsläufig von übergeordneten Stellen kommen, zumindest nicht in Teamstrukturen!

Hierarchien sind an sich ganz nützlich, da sie Autorität und Macht strukturieren, sowie Verantwortung für die einzelnen Mitarbeiter definieren. Sie haben jedoch einen entscheidenden Schönheitsfehler:

> **Jede Hierarchie neigt zur Erstarrung.**

Jede/jeder Vorgesetzte in Hierarchien wird in erster Linie die eigene Position stärken und absichern. Ich habe dieses Verhalten bei Erstkräften häufiger beobachten können. Die Absicherung ihrer Position und ihrer Kompetenzen war ihnen wichtiger als die Effizienz der Praxisorganisation. Man blockte sinnvolle Änderungen am Terminsystem oder war nicht bereit, z.B. die elektronische Karteikarte einzuführen. In diesem Fall war es die Aufgabe der Erstkraft, die Ziffern in die Karte zu schreiben und später die Dokumentation von der Karte in den Computer zu übertragen. Beim neuen System hätten die Ärzte die Dokumentation komplett, während der Konsultation, selbst erledigen können. Die Vision permanenter Verbesserung der Praxisorganisation war für die Erstkraft zweitrangig. Leider verzichtete der Arzt auf die Verbesserung der Prozessqualität, um seine Erstkraft nicht zu verärgern!

Erstkräfte werden selten das System an sich in Frage stellen. Kreativität und Innovationen sind daher von streng hierarchisch geführten Organisationen kaum zu erwarten!

Der Verzicht auf die Erstkraft bedeutet jedoch auch, nicht mehr von ihr abhängig zu sein. Verlassen Erstkräfte die Praxis, entsteht häufig eine Lücke, die nur schwer wieder zu schließen ist, da sie ihr Know-how mitnimmt.

Häufig haben diese Mitarbeiterinnen ihr Wissen mit niemandem geteilt, um ihre Position zu festigen. Erstkräfte sind durch ihr „Herrschaftswissen" sehr dominant. Der Rest des Personals hat in der Regel kein Interesse an Eigeninitiative, denn dafür wird die Erstkraft bezahlt. Warum sollte eine junge engagierte Mitarbeiterin sich für die Praxis einsetzen? Im Gegenteil, sie wird über kurz oder lang das Unternehmen verlassen, weil es auf Dauer unbefriedigend sein wird, nur als Befehlsempfänger zu fungieren!

Sucht Ihre Praxis Personal, werden Sie häufig Absagen von qualifizierten Bewerberinnen bekommen, da sie sich einer Erstkraft nicht unterordnen wollen!

Gerade in diesen Praxen höre ich häufig die Klage, dass heutzutage kein gutes Personal mehr zu finden sei.

Daher: Echtes Teamwork ist effizienter!

> **Teamwork:**
> **Schneeflocken sind zart und zerbrechlich. Aber sieh nur, was sie erreichen, wenn sie zusammenhalten!**

Dieses neue Organisationsprinzip funktioniert jedoch nur wenn Arzt/Ärztin in der Lage sind zu managen bzw. zu führen. Ich kenne einige Mediziner, die dazu absolut nicht in der Lage sind. Sie wollen die Praxisleitung gar nicht übernehmen. In diesem Fall ist eine Leitungskraft natürlich unumgänglich. Um dem Teamcharakter näher zu kommen ist es sinnvoll, diese Kraft dann „Teamleiterin" zu nennen. Diese sollte auch dazu fähig sein, kreativ neue Ideen zu entwickeln und das Team von den Vorteilen zu überzeugen.

Personalmanagement

Mit jeder Mitarbeiterin wird mindestens einmal im Jahr ein **Beurteilungs- oder Fördergespräch** unter vier Augen geführt. Diese Gespräche dauern nach meinen Erfahrungen ein bis zwei Stunden. Sie sollten sich daher ausreichend Zeit nehmen und für eine entspannte, störungsfreie Gesprächsatmosphäre sorgen. Das Gespräch dient dazu, die Situation der Mitarbeiterin besser verstehen zu können, sie zu fördern und die Stimmungslage im Team zu eruieren. Inhalte dieser Besprechung sind:

- ❖ fachliche Kompetenz,
- ❖ das Verhalten gegenüber den Patienten,
- ❖ Teamverhalten,
- ❖ Bezahlung,
- ❖ Weiterbildungsmaßnahmen,
- ❖ ihre Stärken und Chancen,
- ❖ Ziele für die Weiterentwicklung zu definieren.

Gespräch mit

Frau _____ geb. am: _____ / _____ / _____

in der Praxis tätig seit: _____ / _____ / _____   als: _____

Patientenorientierung
Aktives Zugehen auf Patienten:

Flexibilität im Umgang mit Patienten:

Teamverhalten
Teamintegration:

Aktive Teamentwicklung:

Fachliche Leistung
Medizinische Kenntnisse und Anwendung:

Praxisorganisation:

Erreichte Ziele aus dem Vorjahr: _____

Besondere Stärken: _____

Ziel 1: _____

Ziel 2: _____

Datum: _____

Stempel: _____
                                     Unterschrift Mitarbeiterin

                                     _____
                                     Unterschrift Ärztin/Arzt

Abb. **4**   Dokumentationsbogen des jährlichen Mitarbeiterinnengesprächs.

Zu jedem Punkt gibt die Mitarbeiterin eine subjektive Stellungnahme ihrer Fähigkeiten ab. Nach ihrer Darstellung sind Sie an der Reihe. Ihre Meinung ist gefragt, wie Sie die Mitarbeiterin in diesem Punkt einschätzen. Liegen die Meinungen deutlich auseinander, ist es sinnvoll, die Ursachen dafür herauszuarbeiten.

Dazu dient auch ein Fragebogen, der bei der jährlichen Besprechung dokumentiert wird (Abb. **4**).

Teambesprechungen

Diese Besprechungen sind von besonderer Wichtigkeit für die Entwicklung jeder Praxis:

> **Teambesprechungen sind die erste Voraussetzung für ein funktionierendes QM!**

Bei entsprechender Praxisgröße sollten sie wöchentlich, z.B. Mittwoch 13.30 Uhr, durchgeführt werden. Entscheidend ist die Regelmäßigkeit der Besprechung.

Die Teambesprechung ist selbstverständlich Arbeitszeit der Helferin. Die zentralen Themen der Besprechung werden mindestens eine Woche vorher bekannt gegeben.

Beginnen Sie erst mit diesen Besprechungen, so sollten Sie in den ersten Monaten selbst die Moderation übernehmen. Später, wenn die Struktur der Besprechungen selbstverständlich geworden ist, ist es sinnvoll die Moderation abwechselnd im Team durchzuführen. Themen sind:

❖ Alle organisatorischen Mängel der letzten Woche werden besprochen, nicht um Schuld zuzuweisen, denn die Vergangenheit ist nicht mehr zu ändern! Falls lediglich Schuldige gesucht werden, verpuffen sinnvolle Energien für Rechtfertigungen und nicht für Lösungen! Lösungen werden sinnvollerweise durch offene Fragen, die so genannten „W-Fragen" erreicht: „Wie können wir erreichen, dass …? Was müsste geschehen, damit …?"

Daher die 1. und wichtigste Regel für jede Besprechung:

> **Maximal eine Minute für ein Problem, der Rest der Zeit für die Lösung!**

Falls Sie diese Regel nicht beachten, haben Sie häufig „Meckerstunden" und keine Lösungsstunden.

Effektive Ergebnisse werden Sie mit dieser Art der Besprechung nicht erzielen. Es ist sinnvoller die Energien für gute Ergebnisse zu verwenden, als für vergangene Dinge, die sowieso nicht mehr zu ändern sind!

Ein wichtiges Hilfsmittel aus dem Qualitätsmanagement ist die **Fehlerliste.** Diese liegt im Sozialraum oder an der Anmeldung aus. Alle Fehler werden dort notiert und bei der nächsten Besprechung abgearbeitet. Das Ziel ist dabei, aus den Fehler zu lernen und Lösungen zu finden die die Fehlerwahrscheinlichkeit herabsetzen!

❖ Anregungen aus dem **Ideenbuch** werden diskutiert. Häufig haben Mitarbeiterinnen gute Ideen, die jedoch im Stress des Alltags gleich wieder vergessen werden. Diese Ideen kann jedes Teammitglied im Ideenbuch niederlegen und sie werden beim nächsten Teammeeting besprochen. Praxen die über eine geeignete EDV-Software verfügen, sollten einen Ordner „Ideenbuch" im PC anlegen.

❖ Als Arzt haben Sie eine gute Ausbildung gehabt und verfügen über ein breites Allgemeinwissen. Außerdem lesen und hören Sie viel Neues, z.B. bei Kongressen und Fortbildungsveranstaltungen. Einiges dürfte auch für Ihr Team interessant sein. Halten Sie ein 10-minütiges **Referat** über eines dieser Themen. Das trainiert auch das Auftreten als Redner vor Gruppen!

Evtl. hat eine Ihrer Mitarbeiterinnen ein Hobby, das für andere auch interessant ist? Sie kann dann ebenfalls ein kurzes Referat halten.

❖ Früher gefasste **Ziele** werden auf ihre Erreichung überprüft, gegebenenfalls erfolgt eine Anpassung des Zeitrahmens oder der Maßnahmen.

Teambesprechungen dienen, nicht nur im Rahmen von QM, dazu **Lösungen für Probleme** zu finden. Das gesamte Team ist naturgemäß eher dazu in der Lage als eine einzelne Person. Hilfreich sind **Brainstormings, um zu neuen Wegen zu gelangen.** Diese Art der Ideenfindung bedarf einiger Spielregeln:

❖ Kritik an neuen Ideen ist nicht erlaubt. Es werden lediglich Ideen gesammelt. Die Ideen also nicht bewerten, zerreden oder kritisieren.

❖ Die Phantasie der Gruppe gilt es zu fördern, nicht zu bremsen.

❖ Die Ideen anderer Teilnehmer aufnehmen und weiter verwerten.

❖ Je mehr Ideen gesammelt werden um so besser, denn eine Idee einer Mitarbeiterin stimuliert evtl. die nächste zu einer anderen.

Killerphrasen sind grundsätzlich verboten:
❖ Das geht bei uns nicht.
❖ Das haben wir schon versucht.
❖ So haben wir das immer gemacht.
❖ So ein Blödsinn.
❖ Das ist viel zu teuer.
❖ Das funktioniert nie und nimmer.
❖ Ja, aber…

Sinnvoll ist dagegen ein **„Was-wäre-wenn-Spiel",** in dem man zuerst einmal die Chancen und Möglichkeiten der Ideen auslotet. Später, wenn der Benefit klar ersichtlich wird, kann man immer noch entscheiden, welchen Preis man bereit ist dafür zu zahlen.

Häufig werden Teambesprechungen zur Meckerstunde. Eine Mitarbeiterin „legt den Finger in eine Wunde" und alle anderen haben noch mehr „Probleme" einzubringen. Um das zu verhindern beginnt jede Teambesprechung mit der **Erfolgsfrage.** Jedes Team erhält dadurch die Gewähr für einen positiven Start der Besprechung und damit ein Klima, in dem Lösungen im Vordergrund stehen. Jedes Teammitglied wird zu Beginn nach dem größten Erfolg oder besten Erlebnis der letzten Zeit, in der Praxis, gefragt. Es können auch kleine oder überraschende Erfolge sein. Wichtig ist ein genaues Nachfragen wie dieser Erfolg zustande kam: „Frau XY, wie genau haben Sie es erreicht, dass die Patientin so zufrieden war? Was genau haben Sie dafür getan?" Mit diesem Vorgehen machen sich viele Mitarbeiterinnen überhaupt erst bewusst, dass das gute Ergebnis auf ihrer persönlichen Arbeit beruht. Damit hat sie die Chance, diese effektive Handlungsweise auch bei nächster Gelegenheit wieder einzusetzen. Die anderen Teammitglieder haben darüber hinaus die Möglichkeit, das erfolgreiche Vorgehen von Frau XY für sich zu übernehmen.

Das Team wird ziemlich verblüfft sein, falls die Teambesprechung mit der Erfolgsfrage begonnen wird. Wir alle kennen es: nicht über unsere eigenen Erfolge zu reden. Motto: Man lobt sich nicht selbst, sondern wartet immer bis andere das machen.

Weshalb jedoch, sollen Erfolge im Verborgenen bleiben? Wir dürfen stolz sein, Positives zu präsentieren!

Nach Dr. G. Bittner hat man ein **positives Leistungsklima** wenn:
❖ Leistung allen Spaß macht.
❖ Patienten sagen: „Ihnen merkt man an, dass Sie gerne arbeiten."
❖ Wenig im Team gejammert wird.
❖ Häufig darüber geredet wird, wie es nach vorn weitergeht.
❖ Mitarbeiter/innen zusammenkommen, um Lösungen zu finden.
❖ Mitarbeiter/innen gut gelaunt sind und gleichzeitig zügig arbeiten.
❖ Im Team ein positives Klima herrscht.
❖ Mitarbeiter/innen sich darüber austauschen, wie sie Aufgaben lösen, was gut geklappt hat und so jeder vom anderen gelernt hat.
❖ Mitarbeiter/innen zu Vorgesetzten gehen und in der Regel statt: „Ich habe ein Problem" sagen: „Ich möchte mit Ihnen eine Lösung besprechen."
❖ Gute Mitarbeiter lange und gern im Team bleiben.
❖ Gute Mitarbeiter sich von extern bewerben, weil sie in einem positiven Arbeitsklima arbeiten möchten.
❖ Positiv denkende Mitarbeiter eingestellt werden.
❖ Besprechungen mit der Erfolgsfrage beginnen.
❖ Führungskräfte viele Gespräche mit der Erfolgsfrage oder dem Erfolgsbericht beginnen und manchmal auch beenden.
❖ Probleme nur kurz angesprochen werden, um sie zu lösen.
❖ Es zur Teamkultur gehört, Probleme als Fragestellung oder Herausforderung zu benennen.
❖ Im Team gegenseitig gelobt und anerkannt wird.

Die 10 Gebote für Besprechungen können im Besprechungs- oder Personalraum ausgehängt werden (Abb. **5**).

	Die 10 Gebote		
1	Sei pünktlich!	**6**	Lasse Deine/n Gesprächspartner/in ausreden!
2	Nimm aktiv an der Besprechung teil!	**7**	Hierarchien spielen keine Rolle!
3	Sei konstruktiv!	**8**	Verlasse nie die sachliche Ebene!
4	Zeige Konsensbereitschaft!	**9**	Jede Idee ist erlaubt!
5	Fasse Dich kurz!	**10**	Denke immer an das Ziel!

Abb. **5**   Laufzettel zum Hausbesuch.

■ *Checkliste Leitung der Praxis*

1 = Das ist unsere absolute Stärke
2 = Darin sind wir gut
3 = Naja, geht so
4 = Hier haben wir noch Möglichkeiten
5 = Hier besteht absoluter Handlungsbedarf

	1	2	3	4	5
Eine meiner Stärken ist die Führung meiner Praxis.	☐	☐	☐	☐	☐
Ich habe klar definierte Ziele für meine Praxis und für mich.	☐	☐	☐	☐	☐
Wenn ja: Meine Ziele entsprechen den 8 Zielkriterien.	☐	☐	☐	☐	☐
Mein Führungsstil ist eher partnerschaftlich/kooperativ.	☐	☐	☐	☐	☐
Meine Mitarbeiterinnen haben klar definierte Kompetenz- und Verantwortungsbereiche.	☐	☐	☐	☐	☐
Wenn ja: Unsere Mitarbeiterinnen rotieren in diesen Positionen.	☐	☐	☐	☐	☐
Meine Mitarbeiterinnen arbeiten im Team ohne Erstkraft.	☐	☐	☐	☐	☐
Beurteilungs- oder Fördergespräche finden mit jeder Mitarbeiterin mindestens einmal im Jahr statt.	☐	☐	☐	☐	☐
Wenn ja: Die Mitarbeiterin hat dabei ausreichend Gelegenheit ihre Standpunkte darzulegen.	☐	☐	☐	☐	☐
Ein standardisierter Beurteilungsbogen kommt dabei zum Einsatz.	☐	☐	☐	☐	☐
Die Zielfindung ist ein wichtiger Bestandteil dieser Gespräche.	☐	☐	☐	☐	☐
Früher gefasste Ziele werden dabei überprüft.	☐	☐	☐	☐	☐
Regelmäßige Teambesprechungen sind für unser Team selbstverständlich.	☐	☐	☐	☐	☐
Wenn ja: Wir beginnen unsere Besprechungen immer mit der Erfolgsfrage.	☐	☐	☐	☐	☐
Die Zielfindung steht bei unseren Besprechungen im Vordergrund.	☐	☐	☐	☐	☐
Es wird immer ein Ergebnisprotokoll der Besprechung angefertigt.	☐	☐	☐	☐	☐
Unsere Praxis nutzt ein Ideenbuch.	☐	☐	☐	☐	☐
Unsere Praxis nutzt eine Fehlerliste.	☐	☐	☐	☐	☐

Die Arzt-Patienten-Kommunikation

Der größte Teil der Arbeitszeit fast aller Ärzte wird durch Gespräche mit Patienten ausgefüllt. Leider werden sie in der Ausbildung darauf wenig oder gar nicht vorbereitet!

Häufig sind daher lange Gesprächszeiten die Folge. Ich messe oft 8 Minuten und mehr im Schnitt. Dagegen kenne ich viele erfolgreiche Mediziner, die nur vier Minuten benötigen, wohlgemerkt, das ist ein Durchschnittswert! Es sind sowohl Zehn-Minuten-Gespräche wie auch die Injektion in der Kabine darin enthalten. Die Qualität der Kommunikation ist dennoch hoch. In einigen Fällen habe ich Patientenbefragungen durchgeführt. Die Ergebnisse waren für diese Ärzte durchweg positiv.

Bei 60 Patienten am Tag bedeutet das:

> **Falls Sie die Konsultationsdauer um 2 Minuten pro Patient reduzieren, können Sie ca. 2 Stunden am Tag einsparen.**

Vielleicht ergibt sich damit die Möglichkeit, mehr Non-GKV-Leistungen anzubieten, oder einfach nur mehr Zeit für Ihre Familie oder Ihr Hobby zu gewinnen.

Wichtig: Ziel ist nicht, Kontaktzeiten um jeden Preis zu reduzieren, sondern Gespräche von 4 bis maximal 6 Minuten im Schnitt, bei hoher Effizienz und **Akzeptanz der Patienten,** zu erreichen!

Enid Balint hat zu diesem Thema ein Buch geschrieben, der Titel:

> **Fünf Minuten pro Patient.**

(Balint, E., Norell, J. S.: Fünf Minuten pro Patient. Herausgeber: Alexander Mitscherlich, Suhrkamp Verlag, ISBN 3-51807-278-1)

Darin kommt die Meinung zum Ausdruck, dass für ein Gespräch mit Patienten 5 Minuten ausreichen. Alle längeren Gespräche seien nur Zeitverschwendung und brächten keinen therapeutischen Erfolg.

Wohlgemerkt für das psychotherapeutische Gespräch in der ärztlichen Allgemeinpraxis! Um wie vieles schneller sollte die Behandlung von Bagatellerkrankungen oder Routinekontrollen bei chronischen Erkrankungen vonstatten gehen?

Die Organisation der Konsultation

❖ **Jedes Sprechzimmer benötigt eine Untersuchungsliege.**

Das gilt zumindest für den Hausarzt, nicht für alle Fachärzte! Ich finde häufig schöne und elegante Sprechzimmer vor, die leider über keine Liege verfügen. Neben dem Sprechzimmer befindet sich in diesen Fällen meist ein Untersuchungsraum mit Liege. Lange Wege sind dadurch vorprogrammiert.

Bei einigen Beratungen habe ich folgende Situation erlebt: „Frau XY, gehen Sie bitte nach nebenan und machen sich schon einmal frei." Leider war der Untersuchungsraum besetzt! Eine Verzögerung war daher unumgänglich.

❖ **Zwei Sprechzimmer nutzen.**

Wie im Kapitel Raumplanung beschrieben, sollten Sie mindestens über zwei Sprechzimmer verfügen. Vor dem Wechseln des Raumes sollte das freie Sprechzimmer schon von einer Mitarbeiterin besetzt worden sein. Vor Gesprächsbeginn haben Sie damit die Möglichkeit, sich auf den Patienten einzustellen (kalibrieren) und vorzubereiten.

Es ist verzichtbar, Patienten im Wartezimmer oder einer Zwischenwartezone selbst abzuholen. Von der kommunikativen Seite würde das zwar Vorteile bringen, jedoch der Zeitverlust, der dabei entsteht, ist bei dieser Arbeitsweise überproportional hoch. Die effektive Gesprächsführung, die Wertschätzung für den Patienten beinhaltet, wird noch später in diesem Kapitel beschrieben. Dadurch wird ein effektiver Kontakt (Rapport) und eine hohe Zufriedenheit der Patienten gewährleistet!

❖ **Anamnese und Untersuchung parallelisieren.**

Das funktioniert leider nicht bei allen Erkrankungen, aber in vielen Fällen können Sie, wenn Sie anamnestisch die Marschrichtung erkannt haben, mit der Untersuchung beginnen und dabei weitere Fragen stellen. Die Dokumentation kann im Anschluss erfolgen, wenn sich der Patient wieder ankleidet!

❖ **Störungen vermeiden.**

Wie entstehen Störungen? Man versucht mehrere Tätigkeiten unterschiedlichster Art gleichzeitig durchzuführen. Einerseits die ärztliche Tätigkeit, andererseits Managementaufgaben, oder andere Patienten während der laufenden Konsultation zu beraten. Zwei oder mehrere Dinge gleichzeitig perfekt zu erledigen ist unmöglich.

Computerprozessoren sind zum „Multitasking" fähig. Sie können mehrfach in jeder Sekunde das Programm wechseln, das sie bearbeiten. Das menschliche Gehirn ist dazu nicht in der Lage. Es hat ein „Drei-Sekunden-Fenster". Das bedeutet, es kann sich immer nur nach drei Sekunden einer neuen Aufgabe widmen.

Die Qualität des Gespräches leidet daher, wenn Sie versuchen, zwei Dinge gleichzeitig zu bearbeiten!

Aus Sicht des Patienten wird die Störung als Herabsetzung seiner Wichtigkeit empfunden. Er ist der Meinung, dass für den Arzt andere Dinge im Moment wichtiger sind als er selbst. Leider hat er damit auch noch Recht!

Nach der Störung wird der Patient versuchen, seine Wichtigkeit unter Beweis zu stellen, indem er weit vorher wieder ins Gespräch einsteigt und seine Krankheitsgeschichte intensiver und deutlicher darstellt. Zurück bleibt bei ihm trotzdem ein schlechtes Gefühl, zumal

wenn versucht wird, verlorene Zeit durch ein verkürztes Gespräch zurückzuholen.

Sie werden nach der Störung den aktuellen Stand des Gespräches nicht immer kennen und vorsichtshalber einige Dinge wiederholen. In jedem Fall müssen Sie sich nach der Unterbrechung auf Ihr Gegenüber neu kalibrieren, und das kostet Zeit.

Das ungute Gefühl haben Sie ebenfalls nach einer Störung, denn Sie wissen um die Situation des Patienten. Wenn Sie nun „Gas geben" verlieren Sie ihn evtl., also werden Sie ihm häufig mehr Raum im Gespräch geben als nötig.

Unterbrechungen kosten in jedem Fall viel Zeit. Aus meiner Erfahrung kann ich Ihnen garantieren, dass Sie pro Gespräch ca. 2 Minuten einsparen, wenn Sie Störungen vermeiden. Alle Mediziner, die relativ kurze Kontaktzeiten haben, arbeiten mit störungsfreien Konsultationen!

Fazit: Die Konsultation wird nicht mehr gestört! Ausnahmen, z. B. echte Notfälle sollten Sie in einer **Teambesprechung** (siehe Kapitel Leitung der Arztpraxis) festlegen.

> **Störungsfreie Konsultationen sind ein Qualitätskriterium einer jeden Praxis!**

Ein angenehmes Gesprächsklima schaffen

❖ **Keine Barrieren auf dem Schreibtisch aufbauen**

Viele Ärzte bauen bewusst oder unbewusst „Schutzwälle" zwischen sich und den Patienten auf. Das sind z. B. Bilder der Familie, Aufbewahrungsbehälter für Schreibutensilien, Ablageschalen (gestapelt – möglichst hoch), Blutdruckmessgeräte, Stapel von Akten und Zeitschriften sowie sonstige Utensilien. Diese Barrieren verhindern den wichtigen Rapport zwischen Arzt und Patient. Unbewusst nimmt der Patient dieses wahr und die Kommunikation wird nachhaltig gestört, weil er spürt, dass er auf Distanz gehalten werden soll („komm mir bloß nicht zu nahe"). Mit den Jahren werden die Barrieren, die aufgebaut werden, leider immer höher. Schauen Sie sich einmal kritisch Ihren Schreibtisch an und bauen Sie die Kommunikationshemmnisse ab!

❖ Wie im Kapitel EDV beschrieben, ist es sinnvoll den **Bildschirm max. im 45-Grad-Winkel** zum Patienten aufzustellen. Das ist im Übrigen der gleiche Winkel den Sie beim Schreiben in die Karteikarte verwenden und wird daher von Ihren Patienten akzeptiert. D.h. bei einem 45°-Winkel brauchen Sie Ihren Körper nicht von Ihrem Patienten abzuwenden. Gerade das Abwenden wird unterbewusst als Unterbrechung des Gespräches empfunden!

Lassen Sie die EDV nicht zu einem dominanten Bestandteil Ihrer Konsultation werden! Sie sollten den gleichen, oder besser geringeren Zeitbedarf mit EDV haben, wie bei der Nutzung der guten alten Karteikarte. Ärzte die ihren PC sinnvoll nutzen, haben deutlich weniger Dokumentationsaufwand als diejenigen die noch Papier verwenden (siehe Kapitel EDV). Die Äußerungen vereinzelter Patienten, „der Doktor schaut nur noch auf den Bildschirm," sollte Sie nicht irritieren. Häufig sind es unzufriedene Patienten, die nur auf diesem Wege ihren Unmut anbringen. Bei solchen Äußerungen sollten Sie trotzdem Ihren Arbeitsstil kurz hinterfragen. Die Frage ist, ob Sie durch den PC einen Mehraufwand haben oder nicht. Falls das so sein sollte, ist die Nutzung der EDV zu optimieren. In den meisten Fällen sind es fehlende oder schlechte Standardbefunde im System, die einen hohen Arbeitsaufwand während des Gespräches benötigen.

Die Verwendung von Flachbildschirmen ist im Sprechzimmer sinnvoll, weil sie weniger Platzbedarf auf dem Schreibtisch benötigen. Die EDV hat somit für das Auge und das Gefühl der Patienten einen geringeren Platzbedarf im Gespräch.

❖ **Die partnerschaftliche Gesprächsposition**
Die meisten Ärzte sitzen während des Gespräches hinter ihrem Schreibtisch, d.h. dem Patienten gegenüber. Der Schreibtisch ist eine Barriere zwischen Arzt und Patient. Schreibtische sind potenzielle Kommunikationshemmnisse. Ich, der Chef sitze dahinter und du (der Bittsteller) sitzt davor. Sinnvoller ist es den Patienten neben dem Schreibtisch zu positionieren um einen guten und tragfähigen Rapport zu bekommen. Die Forderung die an jede Arzt-Patienten-Kommunikation gestellt werden muss, ist diese partnerschaftlicher zu gestalten. Therapien können nicht angeordnet werden, sondern nur in Zusammenarbeit mit den Patienten gelingen (Compliance).

Nur durch partnerschaftliche Kommunikation ist die Mitarbeit der Patienten gewährleistet! Eine Metaanalyse von 41 Studien, die Hall et al. durchführten, zeigte 1988 eine klare Korrelation zwischen der Partnerschaftsidee der Therapeuten und der Zufriedenheit der Patienten, also letztlich auch der Bereitschaft zur Zusammenarbeit mit den Therapeuten.

Ideal ist es, direkt dem Patienten gegenüber zu sitzen, evtl. neben dem Schreibtisch. Kleinere Untersuchungen werden dadurch einfacher und schneller durchzuführen sein.

Um allen 3 Forderungen nachzukommen, ist es sinnvoll eine **effektive Gesprächsposition** einzunehmen. Position 1 zeigt die klassische Gesprächsposition in der Praxis (Abb. **6**).

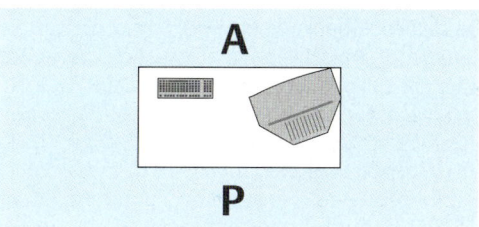

Abb. **6**   Gesprächsposition 1.

Vorteil: 45°-Winkel für die EDV-Nutzung wird erreicht.
Nachteil: Kommunikationskiller können aufgebaut werden. Schreibtisch wirkt kommunikationshemmend. Bildschirm ist immer im Blickfeld des Patienten und häufig sind die Bildschirme monströs groß und wirken damit bedrohlich.

Immer häufiger trifft man Position 2 an (Abb. **7**). Gründe für die Positionierung des Bildschirmes sind:
1. Platzierung auf der rechten Seite, da er sonst an einer Ecke des Tisches stehen wür-

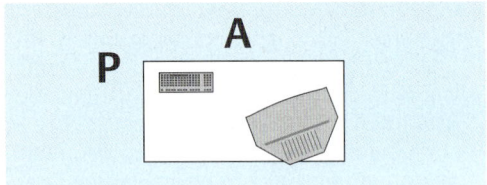

Abb. **7** Gesprächsposition 2.

de, an dem der Patient vorbeigeht. Damit ist er in Gefahr umgestoßen zu werden.

2. Würde der Bildschirm links aufgestellt, stünde er meist „vor der Nase" des Arztes, wenn der Patient den Raum betritt.

3. Würde er auf der anderen, linken Seite stehen, stünde er direkt vor dem Patienten (Bedrohung).

Daher wird der Bildschirm fast immer in der o.a. Position aufgestellt.

Vorteil: Schreibtisch wird für eine partnerschaftliche Gesprächsposition optimal genutzt. Kleinere Untersuchungen können schnell und ohne Positionswechsel durchgeführt werden.

Nachteil: Bei der Dokumentation muss man sich vom Patienten abwenden und das ist ein spürbarer Einschnitt ins Gespräch. Viele Patienten spüren, dass nun ihr Part zu Ende ist, weil sich der Arzt abwendet. Es gibt damit keine Möglichkeit die Dokumentation geschickt ins Gespräch einzubauen. Von Patienten ist dann häufig der Ausspruch zu hören: „Frau Doktor kümmert sich mehr um den Computer als um mich."

Ich möchte Ihnen 3 andere Positionen vorstellen die den Kontakt verbessern (Abb. **8**).

Der einzige Unterschied zu Position 2 ist derjenige, dass der Schreibtisch an einer Wand steht. Das hat zur Folge, dass sich der Bildschirm nun nicht mehr in einer gefährlichen oder unangenehmen Position befindet. Alle Vorteile von Position 2 kommen zum Tragen und Kommunikationshemmnisse können nicht mehr aufgebaut werden.

Position 4 ist genau so zu sehen. Hier beschränkt sich allerdings das Equipment auf das Nötigste und Wesentliche für das Gespräch. Diese Position ist gerade für kleinere Räume empfehlenswert, da sie sehr wenig Raum bedarf.

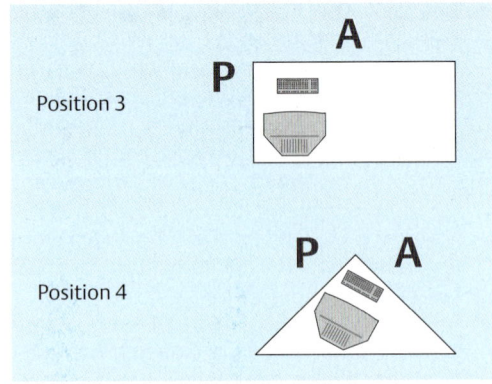

Abb. **8** Gesprächspositionen 3 und 4.

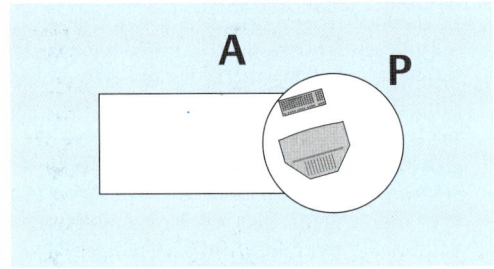

Abb. **9** Gesprächsposition 5.

Eine der besten Möglichkeiten, die wirklich alle Vorteile bietet ist Position 5 (Abb. **9**). Einziger Nachteil ist ein erhöhter Platzbedarf.

Dieses Setting bietet optimale Möglichkeiten für:
* ❖ Eine optimale Gesprächsposition, Bildschirm und Patient.
* ❖ Fehlende Kommunikationshemmnisse.
* ❖ Die Möglichkeit Verwaltungsaufgaben (Versicherungsanfragen etc.) durchzuführen.

Die Struktur des Gesprächs

Bei meinen Beratungen halte ich mich für ca. eine Stunde während der Konsultation im Sprechzimmer auf. Dazu wird das Einverständnis des Patienten eingeholt. In der Regel verhalten sich die Patienten sehr kooperativ. Ich habe daher in den letzten Jahren einige Tausend Gespräche mit verfolgen können.

Viele Ärzte tun sich schwer, die **Gesprächsführung** zu übernehmen, außer im Diagnose- und Therapiegespräch. Bezeichnenderweise habe ich in solch einem Fall von einem Ihrer Kollegen diesen Ausspruch gehört: „Die Patienten brauchen heute wieder sehr viel Zeit." Dieser Arzt überließ die Gesprächsführung eindeutig den Patienten!

Gelungene Gesprächsführung bedeutet: Immer ein Ziel zu haben!

Mit Freunden und Bekannten kann man ein Schwätzchen halten und belanglos plaudern. Bei Patientenkontakten ist das wenig hilfreich. Im Mittelpunkt steht die Qualität und Effizienz des Gespräches und nichts anderes!

Häufig fehlt ein **gezielter Gesprächseinstieg,** der die Konsultation schnell auf den Punkt bringt. Die Frage: „Wie geht's uns denn heute", bringt das Gespräch nicht weiter. Besser ist die Frage: „Was führt Sie heute zu mir?"

Falls Sie das Kapitel über Zeitmanagement gelesen und umgesetzt haben, kennen Sie den Anlass des Besuches und können diesen gezielt ansprechen!

Das Diagnosegespräch besteht natürlich erst einmal aus der Anamnese. Die größeren, technischen Untersuchungen sollten Sie, um den Patienten Ängste zu nehmen, erklären. Tun Sie das nicht und bleibt eine Unsicherheit beim Patienten zurück, wird er immer wieder auf die Untersuchung zu sprechen kommen. Arbeiten Sie mit den fünf W-Fragen":

- ❖ Warum wird untersucht, was ist das Ziel?
- ❖ Was wird untersucht, welches Organ?
- ❖ Womit wird untersucht, welche Geräte kommen zum Einsatz, wie funktionieren die Geräte und welche Möglichkeiten bieten sie?
- ❖ Wie wird untersucht, wie läuft die Untersuchung ab. Ort, Dauer.
- ❖ Wer ist der Untersucher, und welche Erfahrungen haben Sie mit ihm gemacht?

Das Diagnosegespräch sollte sinnvollerweise mit **positiven Formulierungen** geführt werden. Leider wird in unserem Kulturkreis das Prinzip dieser Formulierungsmöglichkeit nur unzureichend genutzt. Das am meisten gebrauchte Wort der deutschen Sprache ist **„nicht"**. Normalerweise wird es immer dann benutzt, wenn man etwas verbieten will. Genau wie **„müssen"** ist es häufig in unserer Erziehung einge-

setzt worden: „Tu dies nicht, mache das nicht, geh da nicht hin und spiele nicht mit Klaus". Besser wäre es gewesen, wenn man uns gesagt hätte: „Mach das besser so, gehe da hin, spiele doch mit dem Peter". Verbote eröffnen keine neuen Möglichkeiten und Perspektiven.

Genau die gleichen Sprachmuster verwenden wir heute, um positive Mitteilungen zu geben. Wir erzeugen damit die gleichen schlechten Gefühle, wie wir sie schon als Kinder gekannt haben (Tab. **3**).

Ich könnte noch seitenweise ähnliche Formulierungen aufzählen. Zwei besonders herausragende möchte ich noch erwähnen, weil diese mich besonders beeindruckt haben:

- ❖ „Sie bekommen jetzt eine Spritze, das ist nicht so schrecklich schön!" Ihrem Kollegen war sicherlich nicht bewusst, was er dem Patienten damit sagte.
- ❖ Eine Patientin kommt aus dem Gespräch mit ihrer Hausärztin zurück zur Anmeldung. Sie hält einen Zettel (Therapieempfehlung) in der Hand, schaut recht zweifelnd und fragt die Mitarbeiterin: „Sagen Sie, soll ich das machen was Frau Doktor mir da empfohlen hat?" Antwortet die entscheidungsfreudige Helferin: „Wieso nicht? Sie haben doch nichts zu verlieren!"

Eine wirklich bemerkenswerte Aussage. Die Patientin schaute nach dieser Auskunft jedenfalls ziemlich irritiert!

Therapiegespräche positiv zu führen, ist wichtig und sinnvoll, um ein Ergebnis in Zusammenarbeit mit dem Patienten zu erzielen. Ziel ist es, allen Patienten positive Ausblicke zu geben und ihnen Chancen und Möglichkeiten aufzuzeigen. Auch bei Erkrankungen mit einer schlechten Prognose gibt es Möglichkeiten und Chancen für jeden Patienten, sei es durch Allgemeinmaßnahmen oder sonstige Therapien, etwas für sich selbst zu tun. Es ist Ihre Aufgabe, diese positiven Facetten herauszuarbeiten und positive Botschaften mitzugeben!

Das Therapiegespräch hat drei wesentliche Aspekte:

- ❖ Das **Therapieziel** zu erklären. Kennt der Patient das Ziel, kann er mitarbeiten, um es zu erreichen. Beispiel: „Wenn wir es schaffen, Ihr LDL-Cholesterin unter 100 mg/dl zu senken, wird Ihre Prognose bedeutend besser."

Tabelle **3**

Aussage	Das wird verstanden	Das ist besser
Ihr Blutdruck ist nicht schlecht.	Gut scheint er auch nicht zu sein.	Super, Ihr Blutdruck ist sehr gut.
Die Wunde ist nicht schlecht verheilt.	Gut ist sie nicht verheilt.	Die Wunde verheilt ganz toll.
Das ist nicht gefährlich.	Harmlos ist das wohl nicht	Das ist völlig harmlos.
Das tut nicht weh.	Angenehm ist es wohl nicht.	Das ist ganz OK und schnell erledigt.
Alles kein Problem.	Einfach scheint es nicht zu sein.	Das haben wir beide schnell und einfach erledigt.
Ihre Entwicklung ist nicht verkehrt.	Gut ist meine Entwicklung anscheinend nicht.	Alles entwickelt sich sehr gut.
Sie haben Glück, Ihr Befund ist negativ.	Ein negativer Befund, auch das noch.	Sie können zufrieden sein, der Befund ist sehr gut.
Was Sie machen, ist nicht falsch.	Richtig ist das wohl nicht, was ich mache.	Sie machen das sehr gut.
Davor brauchen Sie keine Angst zu haben.	Gelassen kann ich dabei nicht sein.	Das geht schnell und einfach.
Kein Grund zur Panik.	Oh, oh Panik.	Sie können der Sache gelassen entgegensehen.

❖ Das **System** erklären, womit das Ziel erreicht werden soll. Es reicht nicht zu erklären, dass z.B. die Tablette den Blutdruck senkt. Wichtig ist es die Wirkweise transparent zu machen. Beispiel: „Sie bekommen nun einen AT1-Blocker. Dieses Medikament erweitert ihre Blutgefäße. Dadurch sinkt Ihr Blutdruck und ihre Organe werden geschützt!"

❖ Den **Zeitraum** der Therapie erklären. Insbesondere bei chronischen Erkrankungen ist das wichtig. Einige Patienten beenden ansonsten die Therapie, wenn ihre Werte im Normbereich sind.

Am **Ende des Gespräches** nun die letzte Herausforderung. Wie beendet man den Dialog? Viele Ärzte tun sich dabei sehr schwer. Einige versuchen, das Ende des Gespräches mit einer Frage einzuläuten, etwa so: „Dann wäre ja alles klar Herr XY, oder nicht?" Die Hoffnung beruht darauf, dass der Patient zustimmt und sich verabschiedet. In den meisten Fällen tut er das nicht, weil er ja aufgefordert wurde noch etwas Unklares zu finden.

Andere Ärzte meinen, der Patient müsse selbst das Gespräch beenden. Es sei unhöflich, wenn der Arzt das macht.

Ich vertrete eine andere Meinung. Wenn der Auftrag des Patienten erledigt ist, haben Sie das Recht, ihn zu verabschieden. Entscheidend ist es auch an diesem Punkt, die Gedanken Ihres Gegenübers zu lenken. Die gekonnte Verabschiedung erfolgt in drei Schritten:

1. Geben Sie darum Ihrem Patienten eine **Botschaft** mit, wie er sich im Interesse seiner Erkrankung verhalten soll. Das ist medizinisch sinnvoll und neben dem Rezept die Belohnung dafür, dass er Ihre Praxis aufgesucht hat!

2. Setzen Sie einen **Zeitrahmen.** Damit lenken Sie die Gedanken schon zum nächsten Kontakt. Sie beschäftigen ihn mit seiner Zukunft.

3. Wenn die ersten beiden Schritte gemacht sind, können Sie sich **aktiv verabschieden.** Die Patienten werden das akzeptieren, denn sie sind gedanklich mit der Botschaft und dem Zeitrahmen beschäftigt.

Einige Beispiele:

* Der Nachinfarktpatient: „Gehen Sie regelmäßig zur Koronarsportgruppe und ernähren Sie sich wie besprochen. Bitte machen Sie einen Termin in zwei Monaten mit unseren Damen aus. Ich wünsche Ihnen alles Gute – auf Wiedersehen."
* Der Fußpilzpatient: „Halten Sie Ihre Füße trocken und cremen Sie sie täglich mit dem Pilzmittel ein. In einer Woche sollten dann Ihre Füße wieder in Ordnung sein. Alles Gute, auf Wiedersehen."
* Der Osteoporosepatient: „Bewegen Sie sich viel und ernähren Sie sich kalziumreich, wie in der Broschüre beschrieben. Damit tun Sie das Beste für Ihren Körper. Bitte denken Sie daran, mit unserem Team an der Anmeldung einen Termin in 3 Monaten auszumachen. Ich wünsche Ihnen alles Gute – auf Wiedersehen."

Geben Sie Ihrem Gesprächspartner Wertschätzung. Das ist einer der größten Nutzen den Sie einem Menschen im Gespräch geben können. Bezeugen Sie Ihr Interesse an ihm und er wird es Ihnen danken und Ihr Stammpatient werden. Für den Erfolg der Praxisführung ist, so leid mir das tut sagen zu müssen, die medizinische Seite erst in zweiter Linie wichtig. Ihre medizinischen Fähigkeiten können nicht von Ihren Patienten beurteilt werden. Ihre Kriterien für die Auswahl der Praxis sind andere. In erster Linie wollen sie verstanden, akzeptiert und ernst genommen werden. Es sind also kommunikative Kriterien die alle Menschen anwenden! Falls Sie die Kommunikation für eine effektive Patientenbindung nutzen wollen, bieten sich dazu folgende kommunikativen Möglichkeiten:

* Geben Sie Ihrem Patienten **Wertschätzung** und bezeugen Sie Ihr Interesse an ihm und Sie werden einen zufriedenen und dankbaren Patienten haben.
* Geben Sie ihm **Aufmerksamkeit und Beachtung.** – Beachtung kommt übrigens von Achtung. Zeigen Sie ihm dass Sie ihn als Mensch achten.
* Zeigen Sie ihm das auch mit Ihrer **Körpersprache** im Gespräch. Seien Sie zugewandt und demonstrieren das dann bitte auch. Auch wenn das Gespräch für Sie langweilig sein sollte, demonstrieren Sie das nicht, indem Sie z. B. Ihre Augen defokussieren und durch ihn hindurchblicken („die toten Augen von London"). Ihr Gesprächspartner wird das mit ziemlicher Sicherheit bemerken!
* Wie zuvor beschrieben, lassen Sie **keine Störungen** zu, denn das ist ein Affront für jeden Patienten. Haben Sie also alle Sinne und die volle Konzentration in dieser kurzen Zeit nur für ihn.
* **Werden Sie ein Meister des Zuhörens.** Das klingt leichter als es ist, bringt jedoch bei jedem Gesprächspartner viel Erfolg. Fallen Sie Ihren Patienten nicht ins Wort, weil Sie zu wissen glauben, was er sagen will. Lassen Sie ihn seine Sätze und Gedanken zu Ende bringen und behandeln ihn nicht als Kleinkind, dem man die Sätze vorsagen muss.
Außer bei den bekannten Vielrednern ist das effektiv zu machen. Der Umgang mit diesen Patienten wird später beschrieben.
* Üben Sie die „hohe Schule" des Zuhörens, **das aktive Zuhören,** denn Sprache teilt nicht nur sachlichen Informationsgehalt mit. Der Informationsgehalt liegt meist nur bei ca. 20 bis 30%. Die Worte Ihrer Patienten beinhalten mehr. Sie informieren Sie über ihre Gefühlsregungen, Bedürfnisse, Appelle oder Werte. Diese nicht wortwörtlich artikulierten Botschaften zu erkennen und die Bedeutung mit Ihren **eigenen Worten zurückzugeben,** nennt man aktives Zuhören. Durch diese Rückmeldung erkennen Ihre Patienten, dass ihre unterschwelligen Gefühle, Bedürfnisse oder Appelle erkannt werden. Sie spüren, dass Sie an Ihnen interessiert sind und Verständnis für sie aufbringen. Diese Technik erfordert etwas Empathie und einen geringen Zeitaufwand. Der Mehraufwand wird jedoch kompensiert, wenn Ihr Patient sich verstanden und gut aufgehoben fühlt. Patienten, die so fühlen, garantieren langfristig den Praxiserfolg. Sie sind die Multiplikatoren, die Werbung für Sie und Ihre Praxis machen!
* **Verstärken Sie das Gesagte Ihrer Patienten:** „Was bedeutet das für Sie." „Wie sieht das im Alltag aus." „Können Sie ein Beispiel geben." Mit diesen Aussagen zeigen Sie Ihr Interesse und die Wichtigkeit seiner Person.
* **Zeigen Sie Anteilnahme:** „Ich kann Sie verstehen." „Ich sehe das genauso." „Ich fühle

mit Ihnen." Diese Aussagen demonstrieren, dass Sie mit ihm auf einer „Wellenlänge" sind und dass Sie sich verstehen.

❖ Bei **Missverständnissen im Gespräch** ist der Satz: „Da haben Sie mich falsch verstanden" mehr als unklug. Denn das ist eine klare Schuldzuweisung und bedeutet nichts anderes als: „Du bist zu blöd um mich zu verstehen." Ein professioneller Kommunikator nimmt die Schuld immer auf sich, denn er hat sich nicht den mentalen Fähigkeiten, dem Wissen oder der momentanen Aufnahmefähigkeit seines Gegenübers angepasst!

Überhaupt ist es relativ gleichgültig, wer sich den Patzer im Gespräch geleistet hat. Wichtig ist lediglich das Ergebnis und das wird gleich besser wenn Sie bemerken: „Da habe ich mich wohl unklar ausgedrückt." Mit dieser Aussage ist der Ball wieder im Spiel und das gewünschte Ergebnis kann erreicht werden!

> **Ein professioneller Kommunikator fühlt sich immer für das Ergebnis seiner Kommunikation verantwortlich!**

❖ Eine Zahl die Sie nachdenklich machen sollte: 96 % der Patienten suchen sich ihren Arzt aus aufgrund der **Zuwendung,** die sie erhalten. Diese Facette der ärztlichen Tätigkeit kann man nicht hoch genug einschätzen. Einerseits für eine gute Medizin, andererseits für eine erfolgreiche Praxisführung. Denn trotz aller Skandale in den letzten Jahren um Abrechnungsbetrug, stehen die deutschen Mediziner im Sozialprestige immer noch ganz oben, und das mit weitem Abstand vor anderen Berufsgruppen. Ihre Zuwendung wird also immer auf dankbare Patienten treffen.

Sie haben zwei Möglichkeiten Zuwendung zu geben und sollten die nutzen, die Ihrer Natur am nächsten kommt. Denn „aufgesetzte" Zuwendung wird als solche erkannt!

Verbale Zuwendung ist Pflicht, taktile Zuwendung ist die Kür. Berühren Sie Ihre Patienten und wenn es „Ihr Ding" ist, nehmen Sie Ihre Patientin auch einmal in den Arm, z. B. beim Hinausgehen aus dem Sprechzimmer. Oder legen Sie beim Abhören die freie Hand auf die Schulter. Zuwendung ist keine Frage der Zeit, denn die Zeit die mit Zuwendung verbracht wird, wird doppelt und potenziert wahrgenommen und lohnt daher mit Sicherheit. Ich kenne Ärzte die Meister der taktilen Zuwendung sind. Ihre Konsultationen sind zeitlich denkbar knapp bemessen. Da ich mir nicht über die Zufriedenheit der Patienten im Klaren war, habe ich Befragungen im Anschluss an die Konsultation durchgeführt. Das Ergebnis war mehr als eindeutig: Alle Patienten waren überaus zufrieden mit ihrem Arzt und hatten keineswegs das Gefühl „Fünf-Minuten-Medizin" erlebt zu haben!

Jeder Mensch ist einmalig. Genauso sieht sich auch jeder. Er ist in der Welt in der er lebt der Mittelpunkt und alles dreht sich um ihn. Bestätigen Sie seinen Standpunkt und geben ihm genau dieses Gefühl, nämlich dass er im Mittelpunkt des Gespräches steht.

Niemand will wie alle anderen behandelt werden und etwas Besonderes sein. Beachten Sie daher seine Individualität und er wird es Ihnen danken. Das hat nichts mit ausufernder Gesprächsführung zu tun. Es geht nur um kleine Gesten die dem Patienten zeigen, dass Sie ihn respektieren und achten, denn das ist genau das was jeder braucht.

Stecken Sie ihn daher auch **in keine Schublade,** denn das würde seinem Wunsch nach individueller Behandlung zuwider laufen.

Haben Sie beim nächsten Gespräch einen **„ungeliebten" Patienten,** so stellen Sie sich darauf ein. Es ist wenig effektiv, wenn Sie schon mit „einem dicken Hals" den Raum betreten, denn dann ist der Erfolg des Gespräches für beide mehr als in Frage gestellt. Schon um Ihrer selbst willen, um Ihrer Psychohygiene zuliebe, sollen Sie sich auf diesen Patienten positiv einstellen (kalibrieren), soweit das möglich ist! Auf dem Weg zum Sprechzimmer geben Sie sich die Aufgabe 3 Dinge zu finden die Sie an ihm positiv finden. Ich bin ganz sicher, dass es diese 3 Dinge bei jedem Mensch gibt, die Frage ist nur, ob Sie in dieser Situation genügend Zeit dafür haben, diese herauszufinden. Aber auch wenn Sie nur eine gefunden haben, kann das sehr viel an Ihrer Einstellung zu diesem Patienten ändern. Sie haben damit eine gute Chance für ein erfolgreiches Gespräch und vor allen Dingen geht es Ihnen mit dieser Einstellung deutlich besser! Im Übrigen sieht man auch an diesem Fall, wie wichtig es ist, vor dem Betreten des Sprechzimmers zu wissen, wer einen erwartet (EDV-Warteliste).

Patienten wichtig zu machen ist immer eine gute Strategie. **Alle Menschen streben danach wichtig zu sein.** Bringen Sie Ihren Patienten in diesen Zustand und er wird glücklich und zufrieden sein!

Warum sonst erzählt eine Patientin im Wartezimmer dramatisch über ihre Erkrankungen? Und die nächste berichtet über ihre Erkrankung, die natürlich weitaus schlimmer ist.

Es gibt ihnen das gute Gefühl wichtig zu sein und im Mittelpunkt zu stehen. Genauso wie die Berichte über Verkehrsstaus, Unfälle oder Katastrophen die viele Menschen gerne erzählen. Mit solchen Geschichten steht man schließlich im Mittelpunkt und das ist ein Zustand den jeder liebt! Oder schauen Sie sich einmal beim Einkaufen im Supermarkt um. Warum hat auch der Sozialhilfeempfänger ein Telefon am Gürtel? Aus dem einfachen Grund, er unterstreicht damit seine Wichtigkeit!

Geben Sie also Ihren Patienten genügend Gesprächsanteil und lassen Sie sie ausreden. *Falls ein Patient meint, er müsse sich behaupten, dauert es länger!* Machen Sie den Patienten mit folgenden Dingen wichtig:

- ❖ Nennen Sie so oft es geht den **Namen des Patienten.** Jeder Mensch hört seinen Namen gern und ist somit auch gleich wichtig!
- ❖ Stellen Sie **viele Fragen,** das bezeugt Ihr Interesse an ihm!
- ❖ Machen Sie sich **Notizen.** Damit erhält das von Ihrem Gesprächspartner Gesagte eine wesentlich höhere Bedeutung. Da Sie sowieso dokumentieren müssen, bietet es sich an diesen Punkten des Gespräches förmlich an, den PC oder die Karte zu nutzen!
- ❖ **Antworten Sie nie wie „aus der Pistole geschossen".** Auch wenn Sie die Antwort schon kennen, schlucken Sie einmal, bevor Sie antworten. Das macht den Anschein, als ob Sie sich mit dem Gesagten ausgiebig beschäftigen.
- ❖ **Geben Sie jedem Patienten im Gespräch das Gefühl, dass er nun die absolute Nr. 1 ist** und dass Sie während des Gesprächs nur für ihn da sind. Das ist nicht immer einfach, aber für den Erfolg des Gespräches unerlässlich.

- ❖ Für Ihre Patienten sind Sie der wichtigste Gesprächspartner des Tages. Er hat sich besonders auf dieses Gespräch vorbereitet. **Geben auch Sie ihm das Gefühl, dass er Ihr wichtigster Gesprächspartner ist,** auch wenn es sich um eine banale Erkrankung handelt!
- ❖ **Nehmen Sie seine Sorgen, Nöte und Probleme ernst.** Auch wenn Sie Ihnen klein und unbedeutend vorkommen. In der Welt Ihres Patienten nehmen diese Dinge einen übergroßen Raum ein, die ihm zu schaffen machen. Respektieren Sie bitte diese Tatsache und Sie werden einen bleibenden Eindruck bei ihm hinterlassen, Motto: „Hier werde ich ernst genommen!"
- ❖ **Nehmen Sie Ihren Patienten als Person ernst.** Lassen Sie ihn nicht spüren, dass er nur ein „Wirtschaftsfaktor" ist. Sie würden ihn damit mehr als verletzen und ihn damit wahrscheinlich auch verlieren. Zeigen Sie auch Privatpatienten, dass Sie ein persönliches Interesse an ihnen haben. Aussagen wie: „Selbstverständlich kümmern wir uns um Sie, Sie sind schließlich Privatpatient", sind wenig förderlich.
- ❖ **Hüten Sie sich davor die Patienten unwichtig zu machen** mit Aussagen wie: „Sie sind ja nur Kassenpatient," „wir müssen uns beeilen, ich habe heute noch viele andere Patienten," oder „ich habe noch viele schwierige Fälle." Diese Patienten sind kaum noch zu Stammpatienten zu machen. Sie werden über kurz oder lang die Praxis wechseln, wenn Sie jemanden finden, der kommunikativ geschickter mit ihnen umgeht!

Allgemeine Tipps zur Gesprächsführung

Einige Worte, die Arzt-Patienten-Gespräche blockieren können:
- ❖ **Warum.**

Da ich auch als Trainer für Pharmareferenten tätig bin, habe ich folgende Situation bei einem Begleitbesuch mit einem neuen Außendienstmitarbeiter erlebt. Ich möchte Sie nun bitten, sich in die Rolle des Arztes zu versetzen:

Pharmareferent: „Nun Herr Doktor, hier habe ich unser Präparat XY, kennen Sie es?"

Arzt: „Ich kenne es schon und die Substanzklasse setze ich auch sehr häufig ein. Ihr XY jedoch eher selten."

Pharmareferent: „Herr Doktor, warum setzen Sie es so selten ein?"

Arzt: „Ich lasse mich nicht ausfragen und Leute, die so fragen, brauchen bei mir erst gar nicht wieder in die Praxis zu kommen!"

Den Unmut Ihres Kollegen können Sie sicher nachvollziehen. Die Warum-Frage klingt immer wie eine Beschuldigung und weckt damit negative Emotionen. Der Pharmareferent hatte ganz sicher eine positive Absicht mit der Frage. Es wollte lediglich die Hinderungsgründe des Arztes erfragen, um darüber diskutieren zu können. Mit einem anderen Vorgehen wäre er erfolgreicher gewesen, nämlich mit einet Was-Frage: „Was müsste unser Präparat XY leisten, damit Sie es häufiger einsetzen?" Bei dieser Frage stehen die Leistungsmerkmale des Präparates im Mittelpunkt und nicht die Handlungsweise Ihres Kollegen!

Ähnlich dürfte es Ihren Patienten ergehen, falls Sie Warum-Fragen einsetzen, denn dieses Fragewort ist immer problembezogen. Wenn Sie in das Problem hineinfragen, bekommen Sie lediglich Rechtfertigungen und keine Lösungen. Außerdem klingt warum immer wie ein Vorwurf der, auch wenn es um die Sache geht, sehr persönlich beim Gesprächspartner ankommt!

Beispiele: „Warum sind Sie zur letzten Kontrolluntersuchung nicht bei uns gewesen?" Antwort: „Ich hatte so viel zu tun."

„Warum haben Sie Ihr Blutdruckmittel nicht mehr eingenommen?" Wahrscheinliche Antwort: „Ich habe geglaubt, ich brauche es nicht mehr zu nehmen." Oder: „Ich habe es vergessen."

Diese Antworten bringen Sie und Ihre Patienten nicht weiter. Eine **Lösungsfrage ist sinnvoller:** „Was müsste geschehen, damit Sie die Tabletten regelmäßig einnehmen". Oder: „Wie können wir sicherstellen, dass Sie zur nächsten Kontrolluntersuchung zu uns kommen?"

Damit hat Ihr Gegenüber die Möglichkeit selbst die Lösung zu finden und das ist allemal sinnvoller, als ihm Ihre Lösung vorzugeben.

Selbstverständlich ist es sinnvoll, die Frage an die mentalen Fähigkeiten der Patienten anzupassen.

❖ **Aber**

hat eine ähnlich problembezogene Bedeutung wie warum. Mit diesem Wort verhindern Sie, dass die Botschaft ankommt, die Sie im zweiten Satzteil anbringen wollen.

Beispiel: „Herr XY, es ist gut, dass Sie sich jetzt mehr bewegen, aber Sie müssen noch mindestens zehn Kilogramm abnehmen". Hört der Patient „aber", versteht er lediglich, dass irgend etwas mit dem ersten Teil der Botschaft nicht in Ordnung ist. Er versteht es als Kritik und wird versuchen sich zu rechtfertigen. Ihre Botschaft, er soll noch das Gewicht reduzieren, kommt nicht mehr an, weil er mit der Rechtfertigung beschäftigt ist.

Konsequenz ist: Das Wort „aber" streichen und durch das Wort „und" ersetzen: „Herr XY, es ist gut, dass Sie sich jetzt mehr bewegen *und* wenn Sie nun noch zehn Kilogramm abnehmen, werden Sie mindestens hundert Jahre alt."

❖ **Müssen**

bedeutet für den Patienten Druck. Beispiel: „Frau XY, Sie müssen mit dem Rauchen aufhören." Die gute Frau wird alles andere tun als ein Anti-Raucher-Programm zu starten. Dieses Wort haben ihre Eltern in ihrer Kindheit oft benutzt, und sie hat schlechte Erfahrungen damit gemacht!

Sinnvoller ist es Vorteile der Verhaltensänderung herauszuarbeiten. Sei es die Verhütung von Lungenkarzinomen oder allmorgendlicher Hustenattacken! Damit wird die Chance etwas größer, dass Frau XY etwas unternimmt.

Das Gleiche gilt für die Pharmakotherapie: „Herr XY, Sie müssen diese Kortisontabletten einnehmen." Ihre Chance bei Herrn XY wird deutlich besser, wenn Sie die Vorteile des Präparates erklären und was er damit erreichen kann!

❖ **Versuchen**

Ein weiteres Wort, welches wenig Nutzen verspricht. „Herr XY, Sie müssen versuchen zehn Kilogramm abzunehmen." Die Antwort: „Ja, das mache ich Frau Doktor." Diese Antwort kann der Patient leicht und schnell geben. Immerhin hat er das schon mindestens zwanzig Mal versucht und es hat nie funktioniert. *Versuchen* kann er es ja noch einmal – nur tun wird er es nicht!

> „Tu es oder tu es nicht.
> Es gibt keine Versuche."
> *Meister Yoda, „Star Wars"*

❖ **Sorgen machen und Angst haben**

Leider werden diese Aussagen häufig dann eingesetzt, wenn Ärzte etwas Positives mitteilen wollen: „Da brauchen Sie keine Angst haben." Auf einer tieferliegenden Wahrnehmungsebene kommt das Wort Angst jedoch punktgenau negativ an, denn Sie machen ja erst auf die Angst aufmerksam. Besser ist es doch wenn Sie den Patienten sagen was sie tun sollen, etwa so: „Sie können ruhig und gelassen sein. Die Untersuchung wird von Frau Dr. Meier durchgeführt. Sie hat eine große Erfahrung damit und ich kenne sie schon seit Jahren, sie leistet wirklich eine sehr gute Arbeit. Alle Patienten, die ich ihr bislang geschickt habe, waren sehr zufrieden!" Wenn Sie kommunizieren, dass Ihre Patienten ruhig und gelassen sein sollen, wissen sie was sie tun müssen. Sie haben ihnen gewissermaßen einen Auftrag gegeben. Wenn ich Sie jetzt bitte, nicht an rote Krokodile zu denken, was passiert dann? – Nun Sie werden erkennen, dass Ihr Unterbewusstsein das Wort „nicht" nicht erkennt und daher diesen Auftrag nicht weisungsgemäß durchführen kann! Im Gegenteil, es schickt Ihnen höchstwahrscheinlich ein wunderschönes rotes Krokodil!

Wenn Sie auf Sorgen oder Ängste aufmerksam machen, dann richten Sie die Gedanken Ihrer Patienten auf Probleme aus. Falls Sie diese Dinge ansprechen, hat Ihr Patient keine Chance, er muss an die negativen Aspekte denken.

Lesen Sie nun die nächsten Sätze und überlegen im Anschluss, wie sie bei Ihnen ankommen: „Aber, aber, kein Grund zur Panik! Vor der Untersuchung müssen Sie keine Angst haben. Schwerwiegende Ereignisse sind dabei noch nie vorgekommen. Herr Dr. Meier hat alle Probleme die auftreten könnten im Griff. Ich sehe keinen Grund warum Sie sich Sorgen machen sollten."

Na, wie war das?

❖ **Weichmacher und Konjunktive vermeiden**

Falls Sie Weichmacher und Konjunktive vermeiden, haben Sie die beste Gewähr für eine stabile Compliance Ihrer Patienten. Aus Umfragen wissen wir, dass nur 80 % der Medikationen so durchgeführt werden wie sie besprochen wurden. Ein Grund dafür ist mit Sicherheit auch die Verwendung dieser Kommunikationsstörer.

Diese Redewendungen suggerieren Ihren Patienten, dass Sie nicht hinter diesen Aussagen stehen. Sie werden kaum Anlass haben Ihre „Anweisungen" durchzuführen. Effektiver ist in jedem Fall, den Patienten Vorteile, Chancen und Möglichkeiten zu signalisieren die sie haben, gesund zu werden oder gesund zu bleiben (Tab. **4**).

Der Umgang mit schwierigen Patienten

Vielredner

Ein besonderes Vorgehen erfordern die Vielredner. Sie sind in jeder Praxis bekannt und gefürchtet. Die gleichen Geschichten erzählen sie immer wieder und viele Ärzte meinen, es erfordere die Höflichkeit immer wieder zuzuhören. Ich meine, dass es Ihr Recht ist diese Patienten zu unterbrechen, schließlich warten noch andere im Wartezimmer. Wenn Sie jedoch der Meinung sind, dass diese Patienten die Zuwendung des Zuhörens benötigen, dann bestellen Sie sie in den Randzeiten der Sprechstunde noch einmal ein.

Wie unterbricht man geschickt den Vielredner? Fakt ist, niemand wird gerne unterbrochen und schon gar nicht, wenn man schon einige Zeit erzählt hat. Es ist daher wichtig, gleich am Beginn des Monologes einzuhaken. Der Anfang ist relativ einfach zu erkennen. Er beginnt meist mit: „*Also* Frau Dr. was ich noch dazu zu sagen habe…". Eine ähnliche Bedeutung wie *also,* hat Folgendes oder und zwar! Wirklich gefährlich wird es, wenn Sie das hören: „Dazu muss ich nun etwas weiter ausholen…". In allen Fällen senkt sich der „Tonarm" gnadenlos auf die Schallplatte, wenn Sie nicht gleich eingreifen!

Wie können Sie unterbrechen, ohne den Patienten zu verletzen? Sie müssen etwas für ihn Positives sagen. Mein Vorschlag: Nennen Sie

Tabelle **4**

vermeiden	besser ist
Sie sollten diese Tabletten täglich einmal einnehmen.	Einmal täglich genommen, schützen diese Tabletten Ihre Organe und Gefäße.
Kommen Sie doch vielleicht einmal im nächsten Quartal vorbei.	Kommen Sie bitte im nächsten Quartal zu Ihrer Routinekontrolle vorbei. Dann haben Sie die Sicherheit, alles getan zu haben.
Man sollte die Therapie lebenslang durchführen.	Diese Dauertherapie schützt Sie ein Leben lang weitgehend vor einem Herzinfarkt.
So sollten Sie das nicht sehen.	Es ist sinnvoller wenn Sie das positiv sehen…
Evtl. wäre es sinnvoll eine Kur zu beantragen.	Eine Kur kann Ihnen helfen, stellen Sie doch einen Kurantrag.
Vielleicht schicken Sie einmal Ihre Frau zu mir.	Überzeugen Sie doch Ihre Frau, einen Termin bei mir zu machen.
Sie sollten das nicht so eng sehen.	Sie können das auch positiv sehen…
Sie sollten sich das nicht zu Herzen nehmen.	Sehen Sie das doch einmal anders…
Man sollte die Werte jedes Jahr einmal kontrollieren.	Einmal jährlich kontrolliert, haben wir die Werte voll im Griff.
Man sollte alle zwei Jahre den Check durchführen.	Alle 2 Jahre durchgeführt, haben Sie die größte Sicherheit gesund zu bleiben.
Vielleicht sollten Sie eine Knochendichtemessung durchführen.	Eine Knochendichtemessung bringt Ihnen Sicherheit.
Das Rezept müssen Sie eigentlich selbst abholen.	Bitte holen **Sie** das Rezept ab. Dann kann ich Sie noch einmal kurz anschauen.
Ich würde erst einmal abwarten.	Warten Sie noch zwei Wochen ab, dann können wir beurteilen inwieweit sich alles verbessert hat.

laut und deutlich seinen Namen. Der Name eines jeden Menschen ist integraler Bestandteil seines Lebens und seiner Persönlichkeit. Er ist immer *positiv* für ihn *besetzt*. Wie zuvor schon beschrieben hört jeder Mensch seinen Namen gern!

Die Unterbrechung kann so funktionieren: „Herr XY, was Sie nun von Ihrer Frau erzählen, bringt Sie nicht weiter. Im Interesse Ihrer Erkrankung ist es sinnvoll…" Geht der Patient nicht sofort darauf ein und redet weiter, nennen Sie noch einmal seinen Namen, nur ein wenig lauter!

Versuchen Sie es – es ist in der Praxis erprobt und klappt bestimmt!

Besserwisser

Diese Patienten findet man vorzugsweise in bestimmten Berufsgruppen. Kennzeichnend für sie ist eine überdurchschnittliche Intelligenz, die sie jedoch nicht davor schützt anderen auf die Nerven zu fallen. Sie haben in der Regel ein breites Allgemeinwissen und sind durch die Medien und das Internet über viele Dinge bestens informiert.

Geben Sie diesen Patienten mit Worten und Gesten ihre persönliche Wertschätzung, denn genau das ist es was sie brauchen, sie wollen anerkannt werden. Akzeptanz ihrer Person ist für sie ein noch größeres Bedürfnis als für andere Menschen! Loben Sie sie und bezeugen Sie damit Ihre Anerkennung, dann kommen Sie diesem Grundbedürfnis entgegen.

Sollten Sie nicht einer Meinung mit ihnen sein, machen Sie klar, dass Ihre Einwände rein sachlicher Natur sind. Falls Sie Kritik an diesen Patienten haben, äußern Sie diese besser über Fragen und nicht über Aussagen. Gerade bei diesen Patienten ist es überaus sinnvoll, sie durch Fragen wichtig zu machen und in Entscheidungsprozesse mit einzubeziehen!

Beispiel: Eine Asthmapatientin ist der Meinung, einmal am Tag Kortison zu inhalieren, reicht aus. Ihre Kortisonangst spielt dabei natürlich eine große Rolle, aber das gibt sie selbstverständlich nicht zu.

Möglichkeit 1: „Frau XY haben Sie denn noch über den Tag verteilt Luftnot und benötigen dann noch ein Akutspray?"

Antwort: „Ja!" „Wäre es dann nicht sinnvoll, den Entzündungshemmer, wie im Beipackzettel beschrieben, ein zweites Mal zu inhalieren?" (Nennen Sie das Präparat Entzündungshemmer und nicht Kortison, sonst weht Ihnen gleich der Wind ins Gesicht!)

Möglichkeit 2: „Frau XY, die Deutsche Atemwegsliga empfiehlt die Entzündungshemmer zweimal am Tag zu inhalieren (fremde Autorität zu nutzen kann manchmal sinnvoll sein). Wie sehen Sie das?"

Nörgler und Negativdenker

Nörgler und die gehobene Form, die Negativdenker, sind Patienten die Ihnen sehr viel Kraft und Zeit nehmen. Diese Menschen wollen keine Lösungen, sie wollen nur nörgeln. Sie kultivieren ihre Nörgelei an allem und beziehen letztlich ihre Energie, was für uns positiv denkende Menschen völlig unverständlich ist, aus dem negativen Denken. Die Zukunft wird immer negativ eingeschätzt, und weil ein schlechtes Ergebnis auch manchmal eintreten kann, fühlen sie sich damit bestätigt und verunsichern dadurch auch noch ihre gesamte Umwelt.

Erkennen kann man diese Menschen leicht an Aussagen wie: „Ich habe niemals Glück im Leben", „Anderen gelingt immer alles, mir nicht", oder wie es Charlie Brown an Halloween (ist so ähnlich wie das St.-Martin-Singen im Rheinland, die Kinder bekommen Süßigkeiten) gesagt hat, als die Kinder ihre Beutel am Abend geleert haben: „Und ich hab schon wieder einen Stein."

Versuchen Sie, diese Menschen niemals umzuerziehen. Wenn Sie die Nörgelei wahrnehmen, hören Sie einfach weg und beschäftigen sich nicht damit. Sie würden sonst nur in Diskussionen verwickelt die für Sie immer ergebnislos enden, Ihre Kraft in Anspruch nehmen und mit absoluter Sicherheit fruchtlos sind. Die Nörgler und Negativdenker würden durch diese Gespräche erst recht Energie tanken können. Ändern werden Sie diese Menschen mit Sicherheit nicht. Sie werden Ihnen nur die Kraft nehmen die Sie für andere Patienten dringender brauchen. Machen Sie Ihnen klar, dass auch andere Ärzte schöne Praxen haben und gute Medizin machen können und es wird Ihnen gleich besser gehen!

Das Dumme an der Sache ist jedoch, auch damit werden Sie es nicht schaffen, diese negativ gepolten Mitmenschen aus ihrer Praxis zu vertreiben. Nach meiner Erfahrung ignorieren diese Ihre Aufforderung und sitzen spätestens im nächsten Quartal wieder in Ihrem Sprechzimmer!

Mehr zum Thema Arzt-Patienten-Kommunikation erfahren Sie in meinem Buch: „Kommunikation in der Medizin", Ecomed Verlag 2002.

■ Checkliste Arzt-Patienten-Kommunikation

1 = Das ist meine absolute Stärke
2 = Darin bin ich gut
3 = Naja, geht so
4 = Hier habe ich noch Möglichkeiten
5 = Hier besteht absoluter Handlungsbedarf

	1	2	3	4	5
Meine durchschnittliche Konsultationsdauer ist soweit OK.	☐	☐	☐	☐	☐
Jeder Raum, in dem Diagnostik betrieben wird, verfügt über eine Liege (nur für Hausärzte).	☐	☐	☐	☐	☐
Anamnese und körperliche Untersuchung führe ich wenn möglich parallel durch.	☐	☐	☐	☐	☐
Eine Störung der Konsultation gibt es bei mir nur in Ausnahmefällen.	☐	☐	☐	☐	☐
Patientengespräche beginne ich immer zielgerichtet.	☐	☐	☐	☐	☐
Größere Untersuchungen erkläre ich meinen Patienten mit den 5 W's: Warum, was, womit, wie, wer untersucht.	☐	☐	☐	☐	☐
Meine Gespräche werden mit positiven Formulierungen geführt (z. B. ihr RR ist gut, anstatt nicht schlecht).	☐	☐	☐	☐	☐
Auch bei einer schlechten Prognose der Erkrankung gebe ich den Patienten Chancen und Möglichkeiten mit auf den Weg.	☐	☐	☐	☐	☐
Meine Therapiegespräche beinhalten immer das Therapieziel, die Erklärung des Therapiesystems und den Therapiezeitraum.	☐	☐	☐	☐	☐
Mein Gesprächsabschluss erfolgt immer mit der Botschaft, dem Zeitrahmen und der **aktiven** Verabschiedung.	☐	☐	☐	☐	☐
Ich nenne den Patienten häufig bei seinem Namen.	☐	☐	☐	☐	☐
Ich stelle während des Gespräches viele Fragen.	☐	☐	☐	☐	☐
Ich mache mir während des Gespräches Notizen zum Gesagten des Patienten.	☐	☐	☐	☐	☐
Wenn mich ein Patient etwas fragt, antworte ich nie „wie aus der Pistole geschossen.	☐	☐	☐	☐	☐
„Vielredner" unterbreche ich immer sofort mit seiner Namensnennung.	☐	☐	☐	☐	☐
Worte wie: Warum, aber, müssen und versuchen werden von mir so gut wie nie verwandt.	☐	☐	☐	☐	☐
Aktives Zuhören wird von mir bei jedem Gespräch eingesetzt.	☐	☐	☐	☐	☐
„Besserwisser" werden von mir wichtig gemacht.	☐	☐	☐	☐	☐

Fortsetzung nächste Seite

Auf „Nörgler" und „Negativdenker" gehe ich nicht so ein,
wie sie es sich wünschen. ☐ ☐ ☐ ☐ ☐

Zuwendung ist ein wichtiger Bestandteil meiner Gesprächsführung,
eher taktil als verbal. ☐ ☐ ☐ ☐ ☐

Mein Schreibtisch ist frei von kommunikationsstörenden Hindernissen. ☐ ☐ ☐ ☐ ☐

Der nächste Patient wartet auf mich immer im freien Sprechzimmer. ☐ ☐ ☐ ☐ ☐

Weichmacher und Konjunktive gibt es in meinen Gesprächen nicht. ☐ ☐ ☐ ☐ ☐

Bei mir sitzt der Patient neben dem Schreitisch,
oder wir sitzen beide davor. ☐ ☐ ☐ ☐ ☐

Raumnutzung und Praxisablauf

Die geeignete Größe einer Arztpraxis ist in erster Linie von der Fachrichtung und erst in zweiter Linie von der Anzahl der Patienten abhängig. Für eine Einzelpraxis sind in der Regel 130 bis 160 qm ausreichend. Jeder weitere Arzt benötigt dann noch einmal ca. 30 bis 40 qm, um einen sinnvollen und reibungslosen Praxisablauf zu ermöglichen.

Für die Praxisplanung gibt es sechs grundlegende Kriterien:

1. **Mindestens zwei Sprech- oder Untersuchungsräume für jeden Arzt,** die je nach Fachgruppe komplett ausgestattet sind und über Tageslicht verfügen sollten. Mit nur einem Sprechzimmer nehmen Sie hohe Rüstzeiten für jeden einzelnen Kontakt in Kauf. Diese entstehen durch Patienten, die den Raum verlassen, bis der nächste Patient wieder Platz genommen hat. Nach meinen Erfahrungen kommen bei diesem Arbeitsstil pro Kontakt 1 – 2 Minuten pro Konsultation hinzu. Das ergibt bei einer mittelgroßen Praxis weit mehr als eine Stunde pro Tag, nur weil auf einen weiteren Konsultationsraum verzichtet wird.

Ein zweiter Raum ist auch hilfreich, falls Patienten sich zur Untersuchung entkleiden sollen und das voraussichtlich länger dauert. In diesem Fall kann man dem Patienten sagen, er solle sich in aller Ruhe entkleiden, um inzwischen nebenan den nächsten Patienten behandeln zu können.

Die Sprech- oder Untersuchungsräume sollten nebeneinander liegen und über eine Verbindungstür verfügen, um ungesteuerte Patientenkontakte beim Wechseln der Räume zu vermeiden.

Vor dem Raumwechsel ist es sinnvoll, die **Warteliste** im PC aufzurufen. Sie wissen dann, wer Sie nebenan erwartet, können sich darauf einstellen und ggf. das **Gespräch** **zielgerichtet eröffnen** (Kapitel Arzt-Patienten-Konsultation).

Falls Sie noch mit Karteikarten arbeiten, legen Ihre Mitarbeiterinnen die Karte für den nächsten und übernächsten Patienten, jeweils im Nachbarsprechzimmer bereit. Diese Arbeitsweise vermeidet hohe Rüstzeiten und macht Sie flexibler.

Werden Sie in der Kurzkontaktzone, im Labor oder Kabinenbereich benötigt, legt man Ihnen diese Information als Notiz auf die Karten. Eleganter funktioniert der Informationsfluss natürlich bei den modernen Programmen über den PC, mittels Warteliste!

Wenn ein Sprechzimmer frei ist, wird es für das nächste Gespräch von einer Helferin vorbereitet und neu besetzt.

Häufig werde ich gefragt, ob Arzt oder Helferin die Patienten im Wartezimmer abholen sollten. Ich bin der Meinung, dass dies nicht nötig ist, wenn die **Sprechanlage** eine gute Qualität hat. Leider höre ich häufig undeutliche Anlagen und „verstümmelte Durchsagen".

Der **Ablauf in vielen Facharztpraxen** kann vom beschriebenen deutlich abweichen. Die Ursache ist darin zu sehen, dass eine umfangreiche Diagnostik stattfinden muss, bevor ein Therapiegespräch stattfinden kann.

Gerade für fachärztliche Praxen ist es jedoch sinnvoll, nur ein Gespräch pro Praxiskontakt zu führen, denn:

❖ Die Patienten erwarten von einem Facharzt eine fundierte Diagnostik und **ein** Gespräch.

❖ Die Patienten sind, bis zu ihrem Gesprächskontakt, erst einmal mit der Diagnostik beschäftigt.

Tabelle **5** Anamnesebogen Praxis Dr. Kortmann und Dr. Rommelmann, Friedrichstr. 33, Düsseldorf

Patientenwunsch	A	Allergietest
Überweisung	A li	Ergotermin
Kontrolle	A re	Metacholintest
Husten	NNH	EKG
Auswurf	SO_2	Polygrafie
Hämoptysen	Body-Spiro	Abhören
Luftnot	Body mit Lyse	Inhalation feucht-warm
Schnupfen	Videobronchoskopie	Inhalation mit Bird
Allergie	CO	Inhalation O_2
Schnarchen	Spiro	Einweisung Pariboy
Theo	BGA	Sputum spez. Keime
Letzte Pulmoröntgen	BGA mit Belastung	Sputum unsp. Keime
NNH Röntgen	BGA mit O_2 Inh.	Theophyllinsp. oben
Beschwerden seit		Theophyllinsp. unten
Befinden OK		
Temperatur		
Schmerzen		

❖ Es demonstriert die Professionalität des Teams, die Diagnostik eigenständig durchzuführen.

Um zu vermeiden, dass 2 Gespräche erforderlich werden, hat es sich in vielen Fällen bewährt einen Anamnesebogen einzusetzen, den die Helferinnen mit den Patienten ausfüllen. Dieser Bogen wird dann einem Arzt vorgelegt, der die entsprechende Diagnostik anordnet. Damit wird, in der Regel, nur ein Gespräch pro Praxiskontakt erforderlich.

Tab. **5** zeigt ein Beispiel aus einer pneumologischen Praxis.

Wird ein Wiederholkontakt erforderlich, so kann man im PC den erforderlichen Diagnostikplan, mittels Textbaustein, festlegen. Damit hat das Team die Chance, gleich nach Eintreffen des Patienten die Diagnostik durchzuführen.

2. **Die Anmeldung sollte in zentraler Lage** mit größtmöglicher Übersicht eingerichtet werden. Das gewährleistet einen guten Überblick der Tagesmanagerin/Praxissteuerung.

Leider verfügen die meisten Praxen über Anmeldebereiche ohne Übersicht über die gesamte Praxis. Diese Arbeitsweise ist sehr personal- bzw. kostenintensiv und bietet im Tagesgeschäft zu viele Reibungspunkte für des gesamte Team!

Der Anmeldebereich benötigt eine ausreichend große Theke, um einen zweiten Arbeitsplatz einzurichten. Sinnvoll ist dabei eine komplette Einrichtung inkl. zweiter EDV.

Der Verwaltungs- bzw. Bürobereich ist im hinteren Teil der Anmeldung unterzubringen um ein ungestörtes Arbeiten möglich zu machen.

3. **Arzt- und Helferinnenbereiche mit räumlicher Trennung,** um kurze Wege zu ermöglichen und ungesteuerte Arzt-Patientenkontakte zu vermeiden.

4. **Gemeinsam genutzte Räume** von Helferinnen und Arzt **zwischen** den Arbeitsbereichen. Auch das vermeidet lange Wege für das gesamte Praxisteam.

5. **Für viele Fachgruppen ist ein Kabinenkonzept mit mindestens drei Kabinen sinnvoll,** z. B. für Hausärzte, Dermatologen, Orthopäden oder Internisten. In den Kabinen können die Akutsprechstunde, Wundnach-

schauen, Akupunkturen und sämtliche Kontakte stattfinden die keiner Intimität bedürfen!

Es lohnt nicht, diese Kabinen für einen einzelnen Patienten aufzusuchen, dafür sind in der Regel die Wege zu weit. Die Tagesmanagerin sollte mindestens zwei oder besser drei Kontakte dort vorbereiten.

6. **Ein Sozialraum ist in jedem Fall einzuplanen.** Dieser Raum ist notwendig, um Ihren Mitarbeiterinnen die Möglichkeit zu geben, sich zurückzuziehen. Er sollte zum Entspannen einladen und über geeignetes Mobiliar verfügen. Wäscheberge und Zeitungsstapel dagegen lassen allenfalls die Gemütlichkeit einer Abstellkammer entstehen. Fehlt ein Sozialraum, macht es keinen guten Eindruck, wenn die Mitarbeiterinnen ihr Frühstück an der Anmeldung oder im Labor einnehmen!

Eine individuelle Praxisplanung muss sich natürlich nach den räumlichen Gegebenheiten richten!

■ *Checkliste Raumnutzung und Praxisablauf*

1 = Das ist unsere absolute Stärke
2 = Darin sind wir gut
3 = Naja, geht so
4 = Hier haben wir noch Möglichkeiten
5 = Hier besteht absoluter Handlungsbedarf

	1	2	3	4	5
Ich arbeite mit mindestens 2 Sprechzimmern/Untersuchungsräumen.	☐	☐	☐	☐	☐
Beide Räume liegen nebeneinander und verfügen über eine Verbindungstür.	☐	☐	☐	☐	☐
Der nächste Patient wartet bereits im Nebenzimmer.	☐	☐	☐	☐	☐
Vor dem Raumwechsel informiere ich mich über den nächsten Patienten (Karte oder Warteliste).	☐	☐	☐	☐	☐
Unser Anmeldebereich hat große Übersicht über die gesamte Praxis.	☐	☐	☐	☐	☐
Die Arbeitsbereiche von Arzt und Helferinnen sind in unserer Praxis räumlich getrennt.	☐	☐	☐	☐	☐
Unsere Praxis verfügt über ein Kabinenkonzept.	☐	☐	☐	☐	☐
Unsere Praxis hat einen ausreichend großen Sozialraum.	☐	☐	☐	☐	☐
Wenn ja: Der Sozialraum wird nur als Pausen- und Besprechungsraum genutzt.	☐	☐	☐	☐	☐

Terminsystem

*Oder: Mit unzufriedenen Kunden
ist kein Geld zu verdienen!*

Fall 1: Stellen Sie sich vor, Sie suchen einen Steuerberater. Durch ein Telefonat erfahren Sie, dass eine Sprechstunde zwischen 14.00 und 18.00 Uhr stattfindet. Auf Ihre Nachfrage, ob mit Wartezeiten zu rechnen ist, erhalten Sie die Antwort: „Das können wir Ihnen noch nicht sagen, wir wissen noch nicht wie viele Klienten kommen werden."
Wie reagieren Sie?

Fall 2: Der Termin bei Ihrem Steuerberater ist um 15.30 Uhr. Sie sind natürlich pünktlich und finden sich sogar 10 Minuten vor Ihrem Termin im Steuerberatungsbüro ein. Nach 70 Minuten Wartezeit werden Sie zum Steuerberater vorgelassen. Es ist nun schon das vierte Mal in Folge, dass Sie sich so lange gedulden mussten!
Wie ist Ihre Reaktion in diesem Fall?

Leicht zu erraten, wie Sie reagieren, jedoch 80 % der Patienten in deutschen Arztpraxen geht es jeden Tag genauso. Evtl. meinen Sie, dass viele Patienten gerne warten und die Praxis als Kommunikationsdrehscheibe oder sozialen Treffpunkt schätzen. Oder Sie vertreten die Ansicht, dass ein leeres Wartezimmer gegen die Qualität des Mediziners und seines Teams sprechen. Aus vielen Patienteninterviews kenne ich den entscheidenden Kritikpunkt der Patienten an ihrer Arztpraxis, und das sind die überlangen Wartezeiten. Fragen Sie Ihre eigenen Mitarbeiterinnen nach den häufigsten Patientenbeschwerden. Die Antwort wird eindeutig sein.
Ob ein leeres Wartezimmer ein schlechtes Marketing ist, darüber gibt es heute auch eine relativ klare Meinung der Patienten. Für die meisten Patienten steht ein professioneller Arbeitsstil des Praxisteams im Vordergrund!
Vielleicht meinen Sie aber auch, dass in Ihrer Praxis Termine nicht funktionieren können (warum auch immer), oder die Bevölkerung diese nicht wünscht. Auch unter Ihren Patienten gibt es viele, die eine genaue Termineinhaltung schätzen. Einige sind Freiberufler, leitende Angestellte oder selbstständige Handwerker. Diese Bevölkerungsgruppe kann sich, genau wie Sie, lange Wartezeiten nicht leisten. Wenn Sie nun feststellen, dass Sie wenig oder gar keine Patienten haben, auf die dieses Merkmal zutrifft, sollten Sie sich fragen, woran das liegt.
Fakt ist, dass Praxen, die über ein gutes Zeitmanagement verfügen, einen **hohen Anteil an Privatpatienten** haben. Die zweite wichtige Patientengruppe, die auch bei einem schlecht funktionierenden Zeitmanagement wegbleibt, sind die **Patienten, die den Medikamentenverbrauch statistisch senken können.** Besonders diese Gruppe mit Bagatellerkrankungen, deckt sich aufgrund der hohen Wartezeiten mit Medikamenten aus dem Supermarkt oder der Apotheke ein und vermeidet den Arztbesuch. Diese Patienten stimmen „mit den Füßen" ab, wenn sie praxisorganisatorische Mängel nicht tolerieren.
Praxen mit einem funktionierenden Terminsystem haben **weniger Personalkosten.** Ohne Termine haben Sie keine Angaben, wie viele Patienten die Praxis aufsuchen werden. Das bedeutet, Ihr Praxisteam muss für alle Fälle gewappnet sein, und Sie müssen ausreichend Personal vorhalten. Kommen an einem Tag wenig Patienten, gibt es den unvermeidlichen Leerlauf.
Innerhalb der GKV gibt es sehr wenig Spielraum für **Umsatzsteigerungen.** Falls Sie eine Praxis mit hoher Fallzahl führen und sich Gedanken darüber machen im Non-GKV-Bereich aktiver zu werden, müssen Sie die Praxisorganisation optimal strukturieren, um Zeitreserven zu gewinnen. Dazu benötigen Sie ein Terminsystem, das diesen Namen verdient.
Generell erwarten gerade Patienten die Non-GKV-Leistungen nachfragen, dass ihre Behandlungszeiten eingehalten werden!

Wie später im Kapitel „Führung chronisch kranker Patienten" noch zu sehen sein wird, ist eine gleichmäßige Kontaktfrequenz dieser Patienten wichtig. Sie sollten jedem dieser Patienten den nächsten Termin mitgeben, um sicher zu sein, ihn im nächsten Quartal zu sehen, natürlich auch aus Budgetgründen (Ziffer 2 Vermeidungsstrategie!).

Voraussetzungen für funktionierende Terminsysteme

Jeder **Terminpatient hat Priorität.** Falls dieser Grundsatz nicht beachtet wird, ist das gesamte System in Frage gestellt. Kein Patient ohne Termin darf, wie es heute immer wieder geschieht, „dazwischengeschoben" werden. Das ist nur erlaubt, wenn dadurch die Terminpatienten nicht unnötig länger warten müssen. Patienten ohne Termin erkennen somit die Vorteile fester Termine.

Bei manueller Terminvergabe dürfen **Termine nur durch die Tagesmanagerin** vergeben werden. Es kommt immer wieder vor, dass Ärzte Patienten zu Untersuchungen einbestellen, ohne das im Terminplan vermerken zu lassen. Terminkollisionen sind dann vorprogrammiert!

Das Praxisteam sollte gemeinsam den **voraussichtlichen Zeitbedarf** für die verschiedenen Kontakte planen, z.B. für neue Patienten, Vorsorgeuntersuchungen, verschiedene technische Untersuchungen oder die normale Konsultation.

Eine Mitarbeiterin bekommt den Auftrag, eine Woche lang die Dauer zu messen, die die verschiedenen Kontakte benötigen. Damit hat die Tagesmanagerin eine wesentlich bessere Planungsgrundlage als bei einem System, das nicht differenziert.

Nach Möglichkeit sollten Untersuchungen nicht aus der Sprechstunde angeordnet werden.

Beispiel: Falls bei Frau Müller nach dem Gespräch noch ein Allergietest durchgeführt werden soll, muss ein neuer Termin vergeben werden. Dann ist auch eine Mitarbeiterin anwesend, um diese Untersuchung im Arbeitsblock zu erledigen.

Sie sollten generell überdenken, ob alle Untersuchungen täglich durchgeführt werden müssen, da diese Arbeitsmethode einen hohen Personalstand erfordert. Vorsorgeuntersuchungen oder EKG's können in Arbeitsblöcken an zwei Werktagen geplant werden. Ausgenommen ist dabei natürlich das EKG bei akuten Beschwerden der Patienten. **Arbeitsblöcke** haben folgende Vorteile:

❖ Routinemäßiges Arbeiten steigert die Qualität jeder Leistung.
❖ Der Leistungserbringer muss sich nicht immer wieder neu „eindenken."
❖ Rüstzeiten entfallen oder werden reduziert.

Einen Arbeitsblock nutzt jede Praxis. Es sind die Laborleistungen. Niemand käme auf die Idee, diese während der gesamten Praxisöffnungszeit anzubieten.

Bei technischen Untersuchungen oder kleinen Operationen ist es notwendig, die Raumbelegungszeit und nicht die Dauer der Verrichtung zu verplanen.

Differenzierte Kontaktmodule

Normalkontakte finden in der Kernsprechstunde statt. Sie haben keinen erhöhten Zeitbedarf, also voraussichtlich nicht länger als zehn Minuten (für Ziffern 10, 11 und 17). Diese Kontakte benötigen Intimität und sollten daher im Sprechzimmer stattfinden. In vielen Praxen finden Normalkontakte in der Zeit von 9.00 – 12.00 Uhr statt.

Langkontakte sind alle Kontakte, die länger als 10 Minuten dauern. Es sind technische Untersuchungen, psychotherapeutische Gespräche oder Gesundheitsvorsorgeuntersuchungen. Sie sollten nicht während der Normalsprechstunde stattfinden. Sinnvoll ist es für diese Kontaktart Arbeitsblöcke zu bilden.

Kurzkontakte sind eine weitere Möglichkeit, Ihre Arbeitszeit sinnvoll zu gestalten. Es sind Kontakte, die keiner Intimität bedürfen und schnell abzuhandeln sind. Kurze Fragen von Patienten kommen dafür in Frage. Diese Kontakte sollten im Stehen, d.h. in einer gesonderten Zone, am besten in der Nähe Ihrer Sprechzimmer stattfinden, um lange Wege zu vermeiden. Sie benötigen dazu lediglich ein Stehpult und zwei oder drei Stühle, auf denen die Patienten warten können, die für diese Kontaktart in Frage kommen.

Einige Patienten werden versuchen, durch die Kurzkontaktzone schnell zu Ihnen zu gelangen und dabei noch weitergehende Dinge ansprechen. „Frau Dr., da ich schon einmal hier bin, können Sie nicht noch…". Diese Situation erfordert von Ihnen ein konsequentes Vorgehen: „Lieber Herr Müller, diese Sache ist mir sehr wichtig. Ich möchte mir das genauer ansehen. Bitte lassen Sie sich einen Termin geben, oder melden Sie sich an der Anmeldung und warten Sie danach im Wartezimmer." Wenn Sie betonen, wie wichtig Ihnen diese Sache ist, zeigen Sie dem Patienten, dass Sie ihn ernst nehmen. Sagen Sie bitte nie: „Dafür möchte ich mir mehr Zeit nehmen." In diesem Fall wird der Patient genau mit dieser Erwartungshaltung zum nächsten Termin erscheinen.

Viele Kurzkontakte können Sie so aus den Sprechzimmern fernhalten und das ist entscheidend für eine kurze Kontaktdauer. Denn selbst Bagatellen dauern im Sprechzimmer durch Begrüßungsrituale und bestehende Intimität deutlich länger. Ähnliches gilt für die Kontaktart, bei der jedoch diagnostiziert oder behandelt werden muss.

Die Kabinen- oder Akutsprechstunde ist ein Serviceangebot an die Patienten, welches freiwillig genutzt werden kann. Es handelt sich bei den Erkrankungen die hierfür in Frage kommen um „Bagatellerkrankungen", oder „kleinere Erkrankungen des Alltags". Diese haben einen geringen Zeitbedarf und benötigen keine Intimität. In Frage kommen dafür z. B. grippale Infekte, Heuschnupfen oder Wundnachschauen. Die Behandlung findet in Kabinen statt. Optimal sind zwei oder mehr Kabinen nebeneinander.

In der Akutsprechstunde werden Sie von einer Helferin begleitet, die entweder vor, oder in der Kabine die gesamte Dokumentation durchführt. Die Anwesenheit der Helferin stört nicht, da es durch die Kabinenstruktur sowieso keine Intimität gibt!

Der Arbeitsblock Akutsprechstunde ermöglicht es Ihnen, nicht planbare Kontakte aus der Kernsprechzeit fernzuhalten. Es sind genau jene Kontakte, die in der Regel jedes Terminsystem überfordern, da diese Patienten „dazwischengeschoben" werden und Terminpatienten dadurch länger warten müssen.

Der Vorteil für die Patienten liegt in einer kurzen Wartezeit.

Die Akutsprechstunde findet im Anschluss an die Normalkontakte, z. B. 12.00 – 13.00 Uhr,

statt. Saisonbedingt kann die Akutsprechstunde früher beginnen, daher sollte die Tagesmanagerin in den entsprechenden Monaten keine langfristigen Termine zwischen 11.00 und 12.00 Uhr vergeben.

Ob diese Kontaktart von Ihren Patienten angenommen wird, hängt davon ab, wie Sie Ihren Patienten dieses Angebot vorstellen. Die Patienten müssen wissen, was sie in der Akutsprechstunde erwartet und welche Vorteile sie dadurch haben. Eine gute Möglichkeit bietet der Handzettel (Abb. **10**).

Diese Information wird bei Einführung der Akutsprechstunde **am Quartalsanfang** jedem Patienten übergeben, der die Chipkarte einlesen lässt. Damit haben Sie die Gewähr für eine breite Informationsabdeckung!

Die Patienten müssen das Angebot der Akutsprechstunde nicht annehmen. Sie können auch ins Sprechzimmer, haben damit jedoch eine längere Wartezeit.

Einige Ihrer Kollegen berichten, dass Sie täglich 10 – 15 Patienten, ohne Qualitätsverlust, in der Akutsprechstunde behandeln können!

Die Telefonsprechstunde ist eine weitere Möglichkeit die Kernsprechzeit zu entlasten. Sie halten damit viele Störungen aus der Sprechstunde fern. Die Patienten sollten gebeten werden z. B. ab 12.30 Uhr anzurufen. Dabei ist natürlich die Wahrscheinlichkeit ein Besetztzeichen zu hören, sehr hoch! Besser ist es selbst zurückzurufen. Der Rückruf erfolgt in einer freien Pufferzeit oder eben in der Telefonsprechstunde

Die **differenzierte Termingestaltung** ist nur möglich, wenn die Patienten bei akuten Erkrankungen am frühen Morgen anrufen und den Anlass ihres Besuches mitteilen. Die Tagesmanagerin hat den Auftrag, jeden Patienten zu fragen, weshalb er in die Praxis kommen möchte. Am Telefon ist das in der Regel unproblematisch. Schwieriger ist es naturgemäß an der Anmeldung, falls noch weitere Patienten anwesend sind. Nach meinen Erfahrungen geben die Patienten aber selbst dort bereitwillig Auskunft.

> **Je mehr Sie nach Kontaktarten differenzieren und je mehr Kontaktmodule Sie nutzen, um so besser wird Ihr Terminsystem funktionieren!**

Abb. **10** Handzettel zur Einführung einer Akutsprechstunde.

Damit es für Sie schneller geht...

Wir möchten unsere Praxisorganisation **für Sie** ab sofort neu regeln:

Akutsprechstunde

Krankheiten lassen sich nicht planen. Deshalb haben wir für die „kleinen Erkrankungen des Alltags" in unserem Terminkalender ausreichend Zeit freigehalten!

Rufen Sie uns am Morgen bis 8.00 Uhr an. Wir nennen Ihnen dann einen günstigen Zeitpunkt zwischen 11.00 und 13.00 Uhr. In dieser Zeit spricht Herr Dr. X mit Ihnen *in der Kabine* und wird Ihnen schnell helfen können!

Terminsprechstunde

Wir möchten uns mehr Zeit für Sie und Ihre individuelle Betreuung nehmen. Das klappt nur, wenn wir die Behandlungszeit planen können.

Daher bitten wir um eine vorherige telefonische (bis 8.00 Uhr am Morgen) oder persönliche Terminvereinbarung!

Übrigens:
Terminpatienten haben in unserer Praxis immer Vorrang.

Notfälle werden selbstverständlich **sofort** behandelt.

Ist die Tagesmanagerin über den **Anlass des Besuchs** informiert, kann sie die richtige Kontaktart in einem differenzierten Terminplan anbieten (Abb. **11**).

Eine **Kaffeepause** sollten Sie einplanen, denn wer kann schon sechs oder sieben Stunden ohne Pause konzentriert arbeiten? In dieser Zeit stimmen Sie sich mit Ihrem Team ab und werden danach wieder fit für den Rest des Vormittages sein.

Wie im Tagesplan zu erkennen ist, fehlen die 50iger Termine! Das sind **Pufferzeiten** für die Patienten, die trotz aller Bemühungen auch weiterhin ohne vorherigen Anruf erscheinen!

Unten links werden die Patienten für die Akutsprechstunde, in der Reihenfolge der Anmeldungen, eingetragen.

Die manuelle Terminvergabe wird mehr und mehr durch **elektronische Systeme** abgelöst. Die Vorteile sind:
- ❖ professioneller Arbeitsstil am Bildschirm,
- ❖ kein zerfleddertes Papier oder unübersichtliche Riesenpläne an der Anmeldung,
- ❖ jedes Teammitglied hat Einsicht in die Pläne,
- ❖ jeder kann von jedem Terminal aus Termine vergeben,

- ❖ nicht sichtbar wird der Anlass des Besuches vermerkt,
- ❖ schnelle Übernahme der Daten in die Warteliste.

Die **Warteliste** (Tab. **6**) ist ein geniales Steuerungs- und Kontrollinstrument für jede Arztpraxis. Sie zeigt allen Teammitgliedern:
- ❖ wie lange der Patient in der Praxis ist,
- ❖ wie lange der Terminpatient über den Termin hinaus wartet,
- ❖ der Anlass des Besuches,
- ❖ wo sich der Patient befindet.

Beispiel: Frau Effner ist seit 43 Minuten in der Praxis und hatte keinen Termin. Sie kommt wegen ihrer Warze und sitzt in Raum drei.

Frau Becher ist seit 11 Minuten in der Praxis und ist nun termingerecht in Raum eins.

Das Programm aktualisiert die Zeiten permanent. Nach jedem Kontakt können Sie sich in der Warteliste informieren, wo der nächste Patient wartet und Sie erkennen sofort den Anlass des Besuches. So können Sie sich auf die Person und die Erkrankung einstellen. Diese Angaben ermöglichen Ihnen einen gezielten Gesprächseinstieg!

Tagesplan Arzt

Heute berücksichtigen:

Datum:

Zeit	Name	Anlass d. Besuches
9.00		
9.10		
9.20		
9.30		
9.40		
10.00		
10.10		
10.20	Kaffee	
10.30		
10.40		
11.00		
11.10		
11.20		
11.30		
11.40		

Zeit	Name	Anlass d. Besuches
15.30		
15.40		
16.00		
16.10		
16.20		
16.30		
16.40		
17.00		
17.10		
17.20		
17.30		
17.40		
17.50		

Akutsprechstunde

Name	Anlass d. Besuches

Langkontakte

Zeit	Name	Untersuchung
7.50		
7.55		
8.00		
8.05		
8.10		
8.15		
8.20		
8.25		
8.30		
8.35		
8.40		
8.45		
8.50		
8.55		

Zeitvorgabe

10 Minuten	15 Minuten	20 Minuten	30 Minuten
Sonographie	Doppler	Punktion	Gastroskopie
Check up	Ergometrie	Rektoskopie	

Abb. **11**   Terminplan

Wenn Sie die Leistungsziffern eingegeben haben, wird der Patient automatisch aus der Liste gelöscht. Damit erhalten Sie die Gewähr, dass Leistungseingaben nicht vergessen werden.

Die Warteliste ist zwingend notwendig, wenn Sie mit der elektronischen Kartei-karte arbeiten, da keine Karteikarten zum Organisieren des Praxisablaufs zur Verfügung stehen. Einige Praxen, die mit Karte arbeiten, nutzen die Liste dennoch, wegen der großen Transparenz für das gesamte Team!

Tabelle **6** Warteliste 10.55 Uhr

Nr.	Name	Zeit	Termin	Anlass	Raum
1	Effner, Elfriede	43		Warze	3
2	Becher, Maria	11	0	Urtikaria	1
3	Feisel, Corinna	30		Infusion	Kabine 1
4	Fleischer, Maria	21		Haarausfall	2
5	Gerka, Lutz	30	10	Juckreiz	
6	Rupel, Dorothea	19	15	Heuschnupfen	
7	Meier, Angelika	11	5	Infusion	
8	Macek, Hans	7		Wundnachschau	
9	Elers, Hanna	2	0	Akupunktur	Kabine 3
10	Peters, Johannes	2	20	Reiseberatung	

Einführung von Terminsystemen

Falls Sie noch kein Terminsystem führen und dieser Abschnitt Sie überzeugt hat, Ihr Zeitmanagement zu optimieren, sollen Sie schrittweise vorgehen.

1. **Für die Kernsprechzeit und die Langkontakte Termine vergeben.** Alle Langkontakte erhalten Termine. In der Kernsprechzeit zu Beginn in jeder Stunde nur zwei Termine vergeben. Später können Sie mehr Termine vergeben.

   Allein durch diese Umstellung erkennen Ihre Patienten die Vorteile dieses Systems, und werden vermehrt Termine nachfragen. Unangemeldete Patienten muss die Tagesmanagerin informieren, dass mit Wartezeit zu rechnen ist. Für den nächsten Besuch kann dann ein Termin vereinbart werden, um Wartezeiten zu reduzieren!

2. **Anlass des Besuches erfragen.** Das gilt für alle Kontakte. In seltenen Fällen geben die Patienten den Mitarbeiterinnen keine Auskunft. Immerhin hat das Team damit die Information, dass es voraussichtlich etwas länger dauert!

3. **Eine Helferin misst die Zeiten für die Dauer aller Kontakte.** Wenn Durchschnittszeiten vorliegen, kann die Tagesmanagerin damit besser planen.

4. **Telefonsprechstunde durchführen.** Kurzkontaktzone einrichten und aktiv anbieten.

5. **Über Akutsprechstunde informieren und durchführen.**

Die ersten drei Schritte können Sie in einem Zug durchführen, die weitere Umsetzung jedoch erst, wenn der vorangegangene Schritt gut funktioniert.

Die Helferinnen müssen die Patienten immer über die Zeit informieren, die sie voraussichtlich warten müssen. Heute höre ich leider immer noch den Satz: „Bitte nehmen Sie noch einen Moment im Wartezimmer Platz." Und das, obwohl die Mitarbeiterinnen genau wissen, dass der Moment wahrscheinlich eine halbe Stunde sein wird.

■ *Checkliste Terminsystem*

1 = Das ist unsere absolute Stärke
2 = Darin sind wir gut
3 = Naja, geht so
4 = Hier haben wir noch Möglichkeiten
5 = Hier besteht absoluter Handlungsbedarf

	1	2	3	4	5
Terminpatienten warten bei uns nicht länger als 15 Minuten, von seltenen Ausnahmen abgesehen.	☐	☐	☐	☐	☐
Patienten ohne Termin warten nicht länger als eine halbe Stunde.	☐	☐	☐	☐	☐
Den Patienten wird die voraussichtliche Wartezeit mitgeteilt.	☐	☐	☐	☐	☐
Terminpatienten haben bei uns absolute Priorität, mit der Ausnahme von echten Notfällen.	☐	☐	☐	☐	☐
Termine werden nur von der Praxissteuerungskraft vergeben.	☐	☐	☐	☐	☐
Unser Terminsystem sieht ausreichende Pufferzeiten vor.	☐	☐	☐	☐	☐
Bei der Terminvergabe wird der Anlass des Besuches erfragt.	☐	☐	☐	☐	☐
Langkontakte werden weitgehend außerhalb der Kernsprechzeit geplant.	☐	☐	☐	☐	☐
Wir führen viele technische Leistungen in Arbeitsblöcken durch.	☐	☐	☐	☐	☐
Unsere Organisation sieht die Möglichkeit von Kurzkontakten vor.	☐	☐	☐	☐	☐
Wir führen eine Kabinen- oder Akutsprechstunde durch.	☐	☐	☐	☐	☐
Bei den meisten Terminen planen wir den voraussichtlichen Zeitbedarf ein.	☐	☐	☐	☐	☐
Für eine Kaffepause ist bei uns immer Zeit vorgesehen.	☐	☐	☐	☐	☐
Wir führen eine elektronische Warteliste.	☐	☐	☐	☐	☐
Wir führen ein elektronisches Terminsystem.	☐	☐	☐	☐	☐

EDV-Einsatz in der Arztpraxis

Oder: Wie EDV mehr bringt, als sie kostet

Die elektronische Datenverarbeitung ist in den letzten Jahren zum wichtigsten Organisations- und Steuerungsinstrument der Praxis geworden. Wurde sie in den ersten Jahren lediglich zur Stammdatenverwaltung genutzt, so wird sie heute mehr und mehr auch ein Instrument der Praxissteuerung und Analyse. Die Systeme werden technisch ständig besser und immer leichter in der Bedienung.

Vor 15 Jahren kostete eine Mehrplatzanlage bis zu 50 000 EUR, hatte jedoch nicht den Bruchteil der heutigen Möglichkeiten zu bieten. Heute bekommen Sie eine komplette Drei-Platz-Anlage unter 10 000 EUR!

> **Wer in der Konsultation die Arbeit mit dem Computer ablehnt, nimmt unnötig hohe Kosten in Kauf.**

Nutzen der EDV

Falls Sie alle Möglichkeiten moderner EDV-Systeme, inkl. der **elektronischen Karteikarte** nutzen, können Sie Personal einsparen bzw. für sinnvollere Aufgaben einsetzen (Patientenschulungen oder Ähnliches). Die Einsparmöglichkeiten sind in erster Linie in der Praxisorganisation zu finden. Das Übertragen der Notizen, Medikamente, Befunde und Diagnosen aus der Akte nimmt eine Helferin ca. 2 – 3 Std. am Tag in Anspruch. Aus Gründen des Regressschutzes sollten diese Daten elektronisch geführt werden (Kap. Regressschutz).

Auch das Organisieren der Patientenakten nimmt eine Helferin 2 – 3 Stunden am Tag in Anspruch. Ich habe die durchschnittliche Zeit gemessen, die eine Helferin benötigt, um eine einzige Karte zu suchen und diese später wieder einzusortieren. Pro Karte wurden durchschnittlich jeweils 40 Sekunden für das Suchen und noch einmal 20 Sekunden für das Einsortieren benötigt!

Das bedeutet für eine Praxis mit 1200 Patienten im Quartal folgenden Zeitbedarf für das Kartenmanagement. Ich unterstelle dazu eine Kontaktfrequenz von 3 Kontakten in diesem Zeitraum:

3600 × 1 min = 3600 Minuten

Dazu kommen noch einmal ca. 1500 Vorgänge der Mitarbeiterinnen, bei denen kein Arztkontakt entsteht wie EKG oder sonstige Diagnostik, Wiederholrezepte, Laborkontakte oder Nachfrage nach den Laborergebnissen. Das ergibt noch einmal 1500 Minuten. Insgesamt also 5100 Minuten oder 85 Stunden. Bei 60 Arbeitstagen im Quartal sind das fast 1,5 Stunden pro Tag. Wenn nun noch 2 – 3 Stunden für das Übertragen der Daten aus der Konsultation dazu gerechnet werden, ist man sehr schnell bei einer Halbtagskraft, die eingespart werden kann oder besser noch als Umsatzträgerin eingesetzt werden kann (Schulungen).

Das gesamte Kartenmanagement wird häufig noch kompliziert

1. Die Karten werden häufig nach verschiedenen Ablagemöglichkeiten archiviert:
   – GKV-Kassen (evtl. auch verschiedene),
   – private Kassen,
   – Altarchiv.
2. Wenn Karten gesucht werden, gibt es immer verschiedene Möglichkeiten wo sie abgelegt sein können: Aktuelles Quartal oder Altablage, Laborkarten, Hausbesuchskarten, im Arztzimmer oder im Büro, wenn die Karten für die Verwaltungsakte benötigt werden (Versicherungsanfrage o. ä.).
3. Der Platzbedarf der Karteischränke ist sehr groß. Dazu kommen noch die Altarchive, die häufig in Nebenräumen der Praxis zu finden sind. Karteikarten können verloren gehen oder gestohlen werden. Elektronische Datensätze bieten mehr Sicherheit. Im Folgenden wird aufgezeigt, wie groß diese bei modernen Systemen ist!

Die Übertragung der Daten aus der Karteikarte und das Handling der Karten insgesamt nimmt also eine Mitarbeiterin mindestens einen halben Tag in Anspruch. Das bedeutet letztendlich, dass Sie bis zu 15 000 EUR im Jahr einsparen können, falls Sie die elektronische Karteikarte einführen. Eine wesentliche Voraussetzung ist die Vorarbeit bei der Definierung Ihrer Befunde (Textbausteine). Aus meiner Erfahrung ist mir bekannt, dass für Hausärzte z. B., ca. 40 Standardbefunde ausreichen. Fachärzte benötigen erheblich weniger! Auch diese Investition lohnt auf jeden Fall, denn:

> **Zeit (Geld) gewinnen, setzt Zeit investieren voraus.**

Mittels EDV lassen sich alle Daten mühelos und schnell auf den Bildschirm bringen. Viele Systeme bieten **variable Bildschirmmasken,** z. B. im Aufbau der Daten und in den Farben der Darstellung. Jede Praxis kann sich ein eigenes Layout der Bildschirmmaske einstellen.

Bei der Nutzung der elektronischen Karteikarte kommen die Vorteile der **Datenfernübertragung der Labordaten** zum Tragen, indem man alle Daten auf dem Bildschirm findet. Die Werte müssen nicht mehr aus diversen Laborblättern zusammengesucht werden. Sie können ihren Patienten z. B. Labordaten grafisch im Zeitverlauf auf dem Bildschirm zeigen und sogar ausdrucken. Außerdem entfällt für die Helferin das mühsame und zeitaufwändige Einlegen der Laborblätter in die Karteikarte.

> **Die Nutzung der elektronischen Karteikarte ist auch im Hinblick auf vernetzte Strukturen anzustreben.**

Wollen Sie Daten aus einer vernetzten Praxis abrufen, müssen diese im System verfügbar sein. Eine doppelte Buchführung, Karte und PC, ist aus Kostengründen abzulehnen.

Sinnvolle Nutzung von Disease-Management-Programmen erfordert, alle Daten elektronisch zu führen.

Voraussetzung für die Einführung der elektronischen Karteikarte ist, dass alle Konsultationsräume der Praxis mit einem **kompletten EDV-Arbeitsplatz, inkl. Drucker** aus-

gestattet sind. Sinnvoll ist ein Tintenstrahldrucker, da dieser sehr leise und schnell arbeitet. Rezepte werden direkt am Arbeitsplatz ausgedruckt und den Patienten übergeben. Arbeitsunfähigkeitsbescheinigungen und Einweisungen werden unterschrieben und zum Ausdruck an der Rezeption dem Patienten mitgegeben.

Wenn, wie zu erwarten, die Feldversuche mit Blankoformulardrucken erfolgreich sind, werden alle Formulare direkt im Sprechzimmer ausgedruckt, da Kopien wie z. B. bei der AU entfallen.

Finden Konsultationen im Kabinenbereich statt und ist kein PC vorhanden, können Sie einen **Laufzettel** nutzen, um Daten des Patienten zur Verfügung zu haben oder die Daten an die Mitarbeiterinnen weiterzugeben. Dieser Laufzettel kann auch für die Hausbesuche genutzt werden. Bei einigen Systemen finden Sie ihn unter „Laufzettel für Hausbesuche" im Hauptmenü. Die Nutzung eines Laptops für die Hausbesuche empfiehlt sich aus Praktikabilitätsgründen nicht. Der Arztkoffer ist schwer genug, und der Datenaustausch zwischen Laptop und Server nach dem Hausbesuch gestaltet sich häufig problematisch.

Ein oft genanntes Argument gegen den PC-Einsatz ist, dass Patienten die PC-Nutzung während des Gespräches sehr unpersönlich empfänden. Diese Argumente werden in der Regel von Ärzten genannt, die Computern selbst sehr skeptisch gegenüberstehen. Sie generalisieren damit ihre eigenen Bedenken gegenüber elektronischer Datenverwaltung und rechtfertigen diese Bedenken damit!

Alle Patienten finden PC's heute in sämtlichen Lebensbereichen vor, ob bei der Krankenkasse, Bank oder Post. Einige, auch ältere Patienten, halten die Praxis sogar für unmodern, wenn sie nicht über EDV verfügt.

Im Übrigen muss jeder Arzt bei Nutzung der Karteikarte ebenfalls den Blickkontakt verlassen, um die Dokumentation durchzuführen!

Der Bildschirm sollte im 45°-Winkel zum Patienten aufgestellt werden. Damit ist der **„Rapport" zum Patienten** auch während der Eingaben gewährleistet.

Bildschirme können auch unter Glas, in den Schreibtisch, eingelassen werden.

Auf keinen Fall sollten Tastatur und Bildschirm hinter dem Arzt aufgestellt werden, so dass er sich für Eingaben vom Patienten abwenden muss!

Das **Erstellen von Rezepten** oder die **Befundeingabe** sind mit dem PC schneller zu erledigen. Voraussetzung sind gute Befunddateien. Entweder die Standardbefunddateien der Softwareanbieter oder selbst definierte können genutzt werden. Das Erstellen eigener Befunddateien ist ein einmaliger Arbeitsaufwand, der vor Nutzung der elektronischen Karte getätigt werden muss.

Der **ICD 10** ist mit einer guten Software wesentlich einfacher zu handhaben!

Die **Internetnutzung** erleichtert die tägliche Arbeit in der Praxis. Die Datenbanken der Universitäten, KV'en oder der Pharmahersteller sind nützliche Informationsquellen! Dabei muss man entscheiden, ob der Internet-PC ins Praxisnetzwerk integriert werden soll. Es besteht immerhin die Möglichkeit, dass Viren per Datenleitung die Praxisprogramme infizieren können.

> **Wer heute die Arbeit mit dem Computer verweigert, ist der Analphabet von morgen.**

Das wird besonders bei der Nutzung des Internets deutlich. Einige Patienten sind über viele medizinische Belange besser informiert, als ihre Ärzte.

Einen Schutz vor Hackern bietet das Intranet, z.B. Telemed oder DGN. Die Firewall des Intranet schützt Sie in diesem Fall vor ungebetenen Gästen in Ihrem PC. Eine eigene Firewall kann natürlich auch installiert werden!

Mittlerweile werden viele **Programme zur Patientenaufklärung** und Information angeboten. Mithilfe dieser Programme können komplizierte körperliche Abläufe und pathologische Vorgänge gut und für die Patienten verständlich dargestellt werden.

Praxismarketing in Form von Praxiszeitungen oder Informationsschriften lassen sich mit Textverarbeitungsprogrammen schnell und preiswert erstellen.

Diese Programme verfügen über viele Darstellungsmöglichkeiten, womit Sie z.B. Aushänge für die Praxis in professionellem Design erstellen können. So werden anspruchsvolle Patienteninformationen mit niedrigen Kosten angefertigt.

Fremdbefunde, also von anderen Ärzten oder Kliniken, werden von Ihnen gesichtet und die wesentlichen Aussagen markiert. Diese Passagen werden von einer Helferin ins System eingegeben. Die Originalbefunde werden nach Datum zentral archiviert und können nach 10 Jahren vernichtet werden, eine Ausnahme bilden Röntgenunterlagen. Diese müssen 30 Jahre lang aufbewahrt werden

Optimiert wird das Archiv durch *Digitalisierung* der Fremdbefunde mittels *Scanner*. Die Umstellung sollten Sie erst bei reibungslosem Funktionieren der elektronischen Karteikarte vornehmen! Voraussetzung ist eine gute Hardware, Prozessor, Arbeitsspeicher und Festplatte in einen Arbeitsplatz-PC. Auf keinen Fall sollte der Scanner an den Server angeschlossen werden. Leistungseinbußen während des Scannvorganges im gesamten Netz wären die Folgen.

Die Originalbefunde müssen dennoch 10 Jahre aufbewahrt werden!

Beim Neukauf eines diagnostischen Gerätes, wie z.B. EKG, Sonografie, Lungenfunktionsprüfung usw. sollten Sie überdenken, ob es nicht sinnvoller ist, diese ins Netzwerk einzubinden. In der Regel sind die Kosten für **EDV-gestützte Diagnostikgeräte** genauso hoch, evtl. sogar geringer als bei konventionellen Geräten. Sie ersparen sich einen erhöhten Verwaltungsaufwand. Versicherungsanfragen können z.B. per Mausklick zusammengestellt werden!

Bei Auseinandersetzungen mit der KV sind Ihre **eigenen Statistiken** nützliche Argumentationshilfen. Sie sind nicht mehr den häufig schlechten Daten der Kassen und KV'en ausgeliefert. Regresse oder Honorarkürzungen abzuwehren, ist daher mit eigenem Datenmaterial einfacher, falls die Software Medikamente und Diagnose verknüpfen kann (Kap. Regressschutz).

Datensicherheit

Die **Festplatte** ist, außer dem Lüfter, das einzige mechanische Bauteil in einem Computer. Mechanische Bauteile haben eine höhere Fehlerquote als elektronische und können somit schneller verschleißen. Der Festplattencrash ist vielen PC-Nutzern nur zu bekannt. Sinnvoll ist es daher, den Server mit zwei sich permanent spiegelnden Festplatten auszustatten, um den Verlust einer Festplatte verschmerzen zu können. Aus Sicherheitsgründen sollten Festplatten im Server spätestens nach 5 Jahren ausgetauscht werden!

Falls Sie einen Laptop zusätzlich in der Anmeldung aufstellen, haben Sie nach jedem Herunterfahren des Servers alle Daten auch auf der Festplatte des Laptops.

Das hat den Vorteil, dass das Gerät mit nach Hause genommen werden kann und die Anmeldung über einen zweiten Arbeitsplatz verfügt.

Eine **tägliche Datensicherung** der aktuellen Daten mit einem Streamer (Bandlaufwerk) ist sinnvoll. Die größte Datensicherheit erzielt man durch das „Großvater-Vater-Sohn-Prinzip". Drei Bänder werden nacheinander beschrieben. Noch einfacher wird die Sicherung, wenn man für jeden Arbeitstag der Woche ein gesondertes Band nutzt!

Praktikabler, gerade bei einer evtl. Wiederherstellung der Daten auf der Festplatte, ist die Sicherung mittels CD-ROM/DVD/Zip.

Die **Komplettsicherung** der Patientendaten sollte jeden Monat auf CD-ROM oder DVD mittels Brenner erfolgen. Die Daten bleiben auf diesem Medium über Jahre stabil, bei einem Magnetband ist das nicht immer der Fall. Auf diese Weise haben Sie auch eine höhere juristische Sicherheit, wenn ausschließlich elektronisch dokumentiert wird. Die Gewähr für eine optimale Sicherheit erhalten Sie durch:

- ❖ nicht überschreibbare CD-ROM/DVD,
- ❖ keine Lagerung der CD-ROM/DVD und der Programmsoftware in der Praxis!

Es wird häufig empfohlen, diese Sicherungskopie bei einem Notar zu hinterlegen. Wahrscheinlich genügt es, sie in einem verschlossenen Umschlag aufzubewahren. Zur Sicherheit sollten Sie und eine oder besser zwei Mitarbeiterinnen auf dem Umschlag mit Datum unterschreiben!

Im Arbeitsvertrag der Mitarbeiterinnen muss unmissverständlich vermerkt werden, dass **keine Kopien der Patientendaten für private Zwecke** angefertigt werden dürfen. Darüber hinaus dürfen **keine privaten CD-ROM oder Disketten** auf den Praxiscomputer aufge-

spielt werden (Virenschutz)! Ein Missachten dieser Bestimmung zieht automatisch die fristlose Kündigung nach sich.

Sicherheit bei Stromausfall erhalten Sie, wenn Sie einen Stromunterbrecherschutz, „USV = unterbrecherfreie Stromversorgung", am Server installieren. Es gibt zwei Arten von Geräten die diesen Schutz bieten. Das preiswertere Gerät kostet ca. 200 EUR und sichert bei Stromausfall alle Daten vom Arbeitsspeicher auf die Festplatte. Danach schaltet es den Server ab, und alle Daten sind gesichert. Etwa doppelt so teuer ist ein Gerät, das für ca. eine Stunde Energie liefert, um bei Stromausfall weiterarbeiten zu können.

Hardware

Wie schon beschrieben, sollte der **Server** über zwei parallel laufende Festplatten verfügen. Die Kapazität der Platten ist heute keine Preisfrage mehr. Sie sollten z. B. 80 GB oder mehr Speicherkapazität haben.

Als Prozessoren kommen die jeweils neueste Generation von Intel, AMD o. ä. in Frage. Der Arbeitsspeicher ist mit 512 MB gut ausgestattet. Verwendet man als Betriebssystem Windows NT/2000/XP, ist diese Ausstattung anzuraten. Bei Windows 98 bzw. Linux reichen 256 MB. Das gilt zumindest für den Server.

Werden Arbeitsplätze intensiv genutzt oder ist der Platz für den Bildschirm sehr eng bemessen, z. B. an der Anmeldung, empfiehlt sich der Einsatz von **Flachbildschirmen.** Sie sind angenehmer für die Augen und haben einen geringen Platzbedarf. Darüber hinaus arbeiten diese Geräte stromsparend. Der einzige Nachteil ist der hohe Anschaffungspreis.

Die Technik der Arbeitsplatz-PC's muss nicht dem hohen Standard des Servers entsprechen.

Sollten Sie sich für ein **Laptop bei Hausbesuchen** entscheiden, sind 128 MB RAM sinnvoll. Als Prozessor kommen Intel Celeron, Pentium III, oder AMD-Athlon in Frage. Die mobile Stromversorgung sollte unbedingt ein Lithium-Ionen-Akku übernehmen, um ausreichend Energie zur Verfügung zu haben. Ein Bildschirm von 14,1 Zoll ist für Hausbesuche ausreichend. Die Grafikkarte ist mit 4 MB gut dimensioniert.

Seit dem 1.6.1998 gibt es für alle PC's die neue **Norm EN 60 601-1.** Sie besagt, dass alle Rechner die bis zu 1,5 Meter Entfernung zum Patienten aufgestellt sind, mit einem bestimmten Netzteil und Gehäuse ausgestattet sein müssen. Diese Computer dürfen nur max. 0,5 Milliampére Ableitstrom haben. Bei einem Unfall durch Stromschlag haftet sonst der Betreiber und das sind Sie.

Sind diagnostische Geräte an den PC angeschlossen, so dürfen diese inkl. PC nicht mehr als 0,5 Milliampère aufweisen!

Ist das Netzwerk noch mit herkömmlichem Koaxialkabel verbunden, so sollten Sie auf eine Verkabelung mit „Twisted-Pair-Kabel" umrüsten. Bei dieser „sternförmigen" Vernetzung ist jeder PC mit den anderen direkt verbunden und bei Ausfall eines Gerätes fällt nicht gleich das gesamte Netzwerk aus!

Software

Folgende Bedingungen muss die Software erfüllen:

1. **Installationsbestand:** Mindestens 1000 Systeme, ansonsten läuft man Gefahr, auf ein aussterbendes System gesetzt zu haben. Bietet ein Softwarehaus mehrere Systeme an, ist es sinnvoll, das führende System zu installieren.
2. **Betriebssysteme:** Mit Windows 2000, XP, Linux oder Macintosh hat man die Gewähr, ein zukunftssicheres System zu kaufen.
3. **Regionaler Service:** Diese Qualität sollten Sie sich von ortsansässigen Kollegen bestätigen lassen! Die Unterstützung der Softwarehäuser vor Ort ist regional unterschiedlich. Anbieter A kann im Ort X ein „gutes" Unternehmen beschäftigen und im Ort Y ein „schlechtes".
Die *Hotline* muss kostenlos und gut erreichbar sein. Hört man meist ein Besetztzeichen, oder findet sich in endlosen Warteschleifen mit schlecht animierter Musik wieder, spricht das gegen den Anbieter. Die *technische Unterstützung* sollte sich in der Nähe der Praxis befinden, sonst sind hohe Rechnungen durch die weite Anfahrt zu erwarten. Erfragen Sie bei Ihren Kollegen auch die *Servicebereitschaft* des Unternehmens.

4. **Softwarepflege:** Diese Kosten müssen in die Überlegungen mit einbezogen werden.
5. **Das System sollte komplett sein, bzw. die Kosten** *weiterer Module* **müssen bekannt sein.**
6. **Terminsystem inkl. Warteliste.** Die Warteliste muss nach Behandler oder Praxisbereich trennen können.
7. **Vernetzungsmöglichkeit** für die Diagnostik, GDT-Daten.
8. **Multimediaanwendungen und Online-Fähigkeit** (Soundkarte und Modem für entsprechende PC's berücksichtigen).
9. Das **Textverarbeitungsprogramm** muss Patientendaten bzw. den Praxisnamen automatisch einsetzen können!
10. **Patientenrecall** inkl. Serienbriefmodul!
11. **Statistiken:** Patienten-Versicherungsstatus, -Alter, -Geschlecht, -Kontakte im Quartal. Medikamente und Heilmittel, die teuersten Patienten sowie die Richtgrößen. Ziffern, Labor, Budget, Fallzahl, Verknüpfung von Medikamenten und Diagnosen (Praxisbesonderheiten bzw. Regressschutz), Tagesstatistiken, Au's, Einweisungen und Überweisungen.
12. Die **Privatabrechnung** muss auch als Einzelrechnung oder für einen definierten Zeitraum möglich sein.
13. **PAD-Schnittstelle** (zur Übermittlung der Daten an eine Abrechnungsstelle).
14. Das **alte Programm** soll als Archiv im *DOS-Fenster* weiter aufgerufen werden können.
15. Diese Punkte sollten Sie sich unbedingt **schriftlich bestätigen lassen** und dabei evtl. Aufpreise beachten.

Eine gute Unterstützung bei der Auswahl Ihres neuen Systems erhalten Sie bei www.medizin-edv.de. Dort können Sie Ihre Systemanforderungen eingeben und Sie erhalten eine Auswahl der Programme, die für Sie in Frage kommen!

Ein Wechsel der Software ist jedoch genau zu überdenken. Selbst beim gleichen Softwarehaus ist der Aufbau neuer Programme völlig anders. Alle Teammitglieder müssen sich auf neue Bildschirmmasken und Abläufe einstellen. Außerdem werden Schulungen notwendig, und das Team benötigt einige Wochen Einarbeitungszeit, bis die gewohnte Routine wiederkehrt.

Ein anderer Punkt ist der **Datentransfer,** der sich beim gleichen Systemhaus einfacher gestaltet, weil ihm die Organisation der Daten auf der Festplatte bekannt ist. Trotzdem gibt es auch in diesem Fall keine 100%ige Gewähr für die vollständige Übernahme der Daten.

Die BDT-Schnittstelle ist leider auch keine gute Alternative, da die meisten Systemhäuser sie nur halbherzig pflegen. Nach der Einführung der Schnittstelle 1992 wurde im Februar 1994 eine neue Fassung verabschiedet, die leider noch nicht von allen Softwarehäusern umgesetzt worden ist. Wer optimiert schon gerne die Software, die benötigt wird, um den Kunden zu verlieren?

Einige Anbieter haben die Schnittstelle nicht freigeschaltet, oder sie gehört nicht zur Basissoftware. Beim Wechsel entstehen in diesem Fall noch einmal hohe Kosten.

Laufzettel zum Hausbesuch
(Nutzung für Hausbesuche und Akutsprechstunde in Praxen,
die ohne Karteikarte arbeiten.
Bei den meisten Software-Häusern ist er Standard.)

Müller, Werner, 18.08.1959, AOK
54293 Trier, Hauptstraße 63, 06507/419916

CAVE:

Dauerdiagnosen:
Allergische Rhinokonjunktivitis, chron. Reflux, art. Hypertonie, chron. Asthma

Akutdiagnosen:
Bronchitis, akute Bronchitis, Schwindelattacken unklarer Genese

letzte Medikation:
PROVAS N2, Tabletten; ATMADISC Doppelpack N1; ZOLIM N1

Leistungen:
603-2 (;).

Diagnosen:

Rezept:

Befunde:

Leistungen:

Anweisungen:

nächster Hausbesuch:

Abb. **12** Laufzettel zum Hausbesuch.

■ *Checkliste EDV in der Praxis*

1 = Das ist unsere absolute Stärke
2 = Darin sind wir gut
3 = Naja, geht so
4 = Hier haben wir noch Möglichkeiten
5 = Hier besteht absoluter Handlungsbedarf

	1	2	3	4	5
Wir übertragen die Labordaten per Datenfernübertragung.	☐	☐	☐	☐	☐
Externe Befunde werden ins System eingescannt.	☐	☐	☐	☐	☐
Alle Daten werden nur noch elektronisch geführt.	☐	☐	☐	☐	☐
Alle Konsultationsräume verfügen über einen kompletten EDV-Arbeitsplatz inkl. Drucker.	☐	☐	☐	☐	☐
Die Integration des PC's ins Patientengespräch gelingt mir sehr gut.	☐	☐	☐	☐	☐
Alle Bildschirme haben einen Winkel von max. 45° zum Patienten.	☐	☐	☐	☐	☐
Zur Befundeingabe nutze ich Textbausteine.	☐	☐	☐	☐	☐
Die Internetnutzung ist für mich selbstverständlich.	☐	☐	☐	☐	☐
Unsere Diagnostik ist ins System integriert.	☐	☐	☐	☐	☐
Unsere Datensicherung erfolgt täglich.	☐	☐	☐	☐	☐
Alle Daten werden quartalweise auf CD-ROM gebrannt und versiegelt aufbewahrt.	☐	☐	☐	☐	☐
Unser System hat eine USV (unterbrecherfreie Stromversorgung)	☐	☐	☐	☐	☐
Bei Hausbesuchen nutze ich den Laufzettel (nur bei el. Karteikarte).	☐	☐	☐	☐	☐
Die Arbeitsverträge meiner Mitarbeiterinnen haben eine Klausel zum Datenschutz.	☐	☐	☐	☐	☐
Unsere Anlage hat gute Antwortzeiten (Hardware ist ausreichend schnell).	☐	☐	☐	☐	☐
Die PC's entsprechen der EN 60601-1.	☐	☐	☐	☐	☐

Interne Kommunikation

Wenn Sie, wie beschrieben, während der Sprechzeiten nur noch medizinisch tätig sind und die Praxisorganisation ihren Mitarbeiterinnen überlassen, ist es wichtig, effiziente Kommunikationswege zur Verfügung zu haben.

Nach jedem Gespräch verbal mitzuteilen, dass der Patient noch einen weiteren Termin benötigt oder eine weitere Leistung am gleichen Tag erbracht werden soll, ist nicht sinn-voll. Jede **verbale Kontaktaufnahme,** direkt oder über die Sprechanlage/Telefon, **unterbricht die Arbeit Ihrer Mitarbeiterinnen,** deren Arbeitsqualität darunter leidet. D.h. es können sich Fehler einschleichen, oder Gespräche zwischen Mitarbeiterin und Patienten werden unterbrochen.

Der Weg zur Anmeldung und zurück ist nicht nur ein enormer Zeitfresser, er bringt auch noch folgende Nachteile mit sich:

Interner Laufzettel

Patient:	Geb.-Datum:
Nummer:	Nummer:

Termin:		
Leistung	sofort	später

Leistung	sofort	später
Gesprächstermin		
EKG		
Ergometrie		
Sonographie		
Gefäßdoppler		
Injektion		
Infusion		
Bestrahlung		
Röntgen		
Check-up		
Impfen (T, D, P, Grippe)		
Labor		
O^3-Anwendung		
Sonstiges		
Überweisung Facharzt für:		

Abb. **13**   Interner Laufzettel.

❖ Häufig werden Sie von Patienten angesprochen, oder sehen sich genötigt ein paar Worte an die Wartenden zu richten: „Na, geht's der Familie, gut?" Die weitere Folge ist, dass einige Patienten die vorgegebene Reihenfolge umgehen. Jede Terminplanung wird somit unkalkulierbar, denn das Sprechzimmer wird gezielt umgangen.

❖ Ein Qualitätskriterium, die Diskretion, wird verletzt, wenn verbal Anweisungen an die Mitarbeiterinnen gegeben werden.

❖ Hektik und Stress an der Anmeldung sind vorprogrammiert.

❖ Häufig wird in Arbeitsabläufe der Mitarbeiterinnen eingegriffen. Frust und Demotivation entstehen.

Effizienter ist die Nachrichtenübermittlung mit einem Laufzettel. Sie übergeben dem Patienten diese Information, und er übergibt ihn der Tagesmanagerin. Diese kann dann ihren Job gezielt unterbrechen und danach alles Weitere für den Patienten planen. Der Laufzettel ist auch ein ideales Marketinginstrument, denn alle Leistungen die in der Praxis angeboten werden, sind auf ihm vermerkt (Abb. **13**).

Weitere gute Möglichkeiten zur Kommunikation innerhalb des Praxisteams bieten viele Softwareprogramme. Damit kann zu jedem Terminal eine Nachricht verschickt werden. Dadurch werden Informationen ins Sprechzimmer störungsfrei für die Arzt-Patienten-Kommunikation übertragen!

Einziger Nachteil: Der Marketingeffekt für die Praxis entfällt.

■ *Checkliste Interne Kommunikation*

1 = Das ist unsere absolute Stärke
2 = Darin sind wir gut
3 = Naja, geht so
4 = Hier haben wir noch Möglichkeiten
5 = Hier besteht absoluter Handlungsbedarf

	1	2	3	4	5
Die Praxisorganisation ist ausschließlich Sache der Helferinnen.	☐	☐	☐	☐	☐
Was mit dem Patienten nach dem Gespräch durchgeführt werden soll, wird bei uns nonverbal kommuniziert.	☐	☐	☐	☐	☐
Wir nutzen zur Nachrichtenübermittlung einen Laufzettel.	☐	☐	☐	☐	☐

Preisliste

Die Ärzteschaft klagt über sinkende Honorare und Einnahmen aus der kassenärztlichen Tätigkeit. Auf der anderen Seite nimmt man für Leistungen kein Geld, obwohl man dazu verpflichtet ist. So hat der 73. Deutsche Ärztetag beschlossen, dass alle Atteste honorarpflichtig sind. In der Praxis ist jedoch kaum ein Arzt dazu bereit, diesen Beschluss umzusetzen!

Darüber hinaus beklagt man sich über die Mentalität der Patienten, dass, sobald sie den Fuß über die Schwelle der Arztpraxis setzen, alles kostenlos sein muss. Diese Einstellung wird man kaum ändern können, wenn man nicht klar kommuniziert, dass gewisse Leistungen Geld kosten. Ein Aushang kann diese Einstellung ändern (Tab. **7**).

Diese Liste ist von Ärzten gemeinsam erarbeitet worden. Sie wollten sich nicht mehr gegenseitig unterbieten und ein gerechtfertigtes Honorar für diese Leistungen verlangen. Ich kann Ihnen daher nur empfehlen, sich mit Ihren Kollegen zusammenzusetzen und etwas Ähnliches zu erarbeiten.

Führerscheinuntersuchung: Der Patient bzw. Kunde benötigt diese Untersuchung, um nachzuweisen, dass er bestimmten Kriterien für seinen zukünftigen Beruf entspricht. Durch eine gewissenhafte Untersuchung seines Gesundheitszustandes erhält er eine Bestätigung, um diesen Beruf in Zukunft ausüben zu können. Er verdient also später einmal sein Geld durch diese Untersuchung, daher ist dieser Preis absolut angemessen. Außerdem sind die Kosten steuermindernd anzusetzen!

Sportuntersuchung: Einige Patienten benötigen diese Untersuchung für das Fitnesscenter oder den Sportverein. Dort zahlen sie bis zu 700 EUR im Jahr an Beitrag. Trotz ihrer Budgetprobleme gehen einige Hausärzte hin und rechnen bei diesen Patienten die Untersuchung über die GKV ab. Das ist nicht nur Betrug, sondern fördert die Mentalität der Bevölkerung, bei Ärzten alles ohne Bezahlung zu bekommen.

Reiseimpfung: Viele Patienten zahlen locker 4000 EUR für exotische Reisen. Steht jedoch die Reiseimpfung an, soll der Hausarzt die Impfung kostenlos als Service anbieten.

Gutachten für die Lebensversicherung: Vor dem Abschluss einer Lebensversicherung bedarf es eines Gutachtens über den Gesundheitszustand des Versicherungsnehmers. Beim Abschluss eines Vertrages erhält der Versicherungsvertreter einige 1000 EUR an Provision. Sie sollen das Gutachten jedoch für 15 oder 20 EUR erstellen, obwohl Sie dafür haften! Häufig legen die Versicherungen einen Verrechnungsscheck über diese Summe bei, in der Hoffnung, der Arzt werde ihn akzeptieren.

Ich empfehle Ihnen eine andere Vorgehensweise: Sie faxen oder mailen der Versicherung (das ist billiger als ein Brief und geht schneller), dass Sie bereit sind, das Gutachten zu erstellen. Parallel dazu zahlen Sie den Verrechnungsscheck auf Ihr Konto ein. Nach meinen Erfahrungen akzeptieren die meisten Versicherungen Ihre Forderung. Nur einige Billigversicherer lehnen ab. Kommt die Ablehnung mit der Aufforderung den Scheck zurückzusenden, teilen Sie mit, dass das leider nicht möglich sei, da Ihnen Kosten in Höhe von 18 EUR entstanden sind. Schließlich haben Ihre Mitarbeiterin und Sie Zeit investiert!

Dann fragen Sie höflich an, wohin Sie die restlichen 2 EUR überweisen sollen. Zugegeben, das Vorgehen eignet sich nicht dazu, über Nacht Reichtümer anzusammeln. Es zeigt jedoch den Sachbearbeitern der Versicherungen, dass man mit Ärzten nicht alles machen kann.

Tabelle **7** Preisliste

Leistung	GOÄ-Ziffer	EUR
Attest, einfach Schule, Sozialamt, Kindergarten, AU	70	5,–
Attest mit Krankheits- und Befundbericht, ärztliches Zeugnis Kur-, Rentenantrag, Anwalt, Altenheim, Arbeits-, Sozialamt, Versicherung, etc.	75 (keine gutachterlichen Leistungen)	17,–
Schriftliche gutachterliche Äußerung, ohne Untersuchung Versicherung, Anwalt etc.	80 oder 85 (Untersuchungen werden gesondert berechnet)	61,20 102,–
Kindergartenuntersuchung	1, 8, 70, 384	30,–
Sporttauglichkeitsuntersuchung, einfach	1, 8, 70	30,–
Sporttauglichkeitsuntersuchung, groß	1, 8, 70, 652, 605, 605 a	70,–
Führerschein Klasse II	1, 8, 250, 3550, 3592, 3511, 80, 95, 96	60,–
Kontrolle nach FS Entzug	1, 250, 3592, 359, 5, 3595, 3558, 3550, 7	23,–
Impfberatung für Auslandsreise	1 oder 3	10,– 20,–
Reiseimpfung	z. B. 375, 377 mit 1 bzw. 5 oder 375, 1	10,– 20,–
Wunschleistungen		
Privatrezept	2	5,–
Ruhe-EKG	651	20,45
Belastungs-EKG	652	56,24
Lungenfunktionstest	605, 605 a	30,68

Einige Versicherungen werden Ihre Patienten darüber informieren, dass Sie nicht bereit sind, zu diesem Preis zu arbeiten. Sie sollten Ihre Patienten dezent darauf hinweisen, die Wahl des Versicherers noch einmal zu überdenken. Denn wenn sich die Versicherung bei diesen niedrigen Summen schon kleinlich verhält, wie sieht das erst im Schadensfall aus?

Dr. med. XYZ, Unterstr. 45a, 42929 Wermelskirchen

An
Versicherungsgesellschaft Reibach AG
Policenweg 21

12345 Knete

Wermelskirchen, 8.4.2002

Betr.: Ihre Versicherungsnummer: 12345678
Versicherungsnehmer: Sabine Opfer
Ihre Anfrage vom: 1.4.2002

Sehr geehrte Damen und Herren,

vielen Dank für Ihre Anfrage. Gerne bin ich bereit,
das Gutachten zu erstellen. Bitte bestätigen Sie mir
die Kostenübernahme:

☐ schriftl. gutachterliche Äußerung
nach Aktenstudium GOÄ 80,   3,5   €   **61,20**

– 2 –

☐ schriftl. gutachterliche Äußerung
mit Mehraufwand je Arbeitsstunde   €   **102,00**
GOÄ 85,   × 3,5

☐ Schreibgebühr je Seite GOÄ 95   €   **3,50**

☐ Schreibgebühr je Kopie GOÄ 96   €   **0,17**

☐ Porto und Auslagen § 10 GOÄ   €   ....

Gewünschte Untersuchungen werden nach GOÄ
gesondert berechnet!

Gerne erwarte ich Ihre Antwort
Ihr

Abb. **14**   Gutachten für die Lebensversicherung.

■ *Checkliste Preisliste*

1 = Das ist unsere absolute Stärke
2 = Darin sind wir gut
3 = Naja, geht so
4 = Hier haben wir noch Möglichkeiten
5 = Hier besteht absoluter Handlungsbedarf

	1	2	3	4	5
In unserer Praxis hängt eine Preisliste aus.	☐	☐	☐	☐	☐
Wir haben uns mit mehreren Kolleginnen/Kollegen auf eine gemeinsame Liste geeinigt.	☐	☐	☐	☐	☐
Für Klasse II Führerscheinuntersuchungen nehmen wir ein angemessenes Honorar.	☐	☐	☐	☐	☐
Alle Sportuntersuchungen werden bei uns privat liquidiert.	☐	☐	☐	☐	☐
Die reisemedizinische Beratung und Impfung wird bei uns komplett privat abgerechnet.	☐	☐	☐	☐	☐
Bei den Gutachten für eine Lebensversicherung akzeptieren wir den mitgesandten Scheck nicht.	☐	☐	☐	☐	☐
Das Honorar dafür liegt zwischen 61,20 EUR und 102,– EUR.	☐	☐	☐	☐	☐

Anrufbeantworter und Servicetelefon

Der Anrufbeantworter

Für viele Patienten ist der Anrufbeantworter der erste Anknüpfungspunkt zur Praxis. Er bietet sich daher als Marketinginstrument geradezu an. Hört der Patient jedoch bei seinem Anruf als erstes die Information: „Sie rufen außerhalb unserer Sprechzeiten an („Sie Dummer"). Unsere Sprechzeiten sind von Montag bis Freitag…", hat er sehr schnell das Gefühl, dass er nicht erwünscht sei. Ein patientenorientiertes Praxisteam sollte einen adäquaten Text bereit halten. Das erreichen Sie jedoch nur mit differenzierenden Ansagetexten. Die Anrufbeantworter mit Bandkassetten sind daher zu empfehlen, da Sie damit verschiedene Texte situationsgerecht nutzen können.

❖ In der Mittagspause: „Liebe Patienten, wir haben zur Zeit Mittagspause und sind ab 15.30 Uhr wieder für Sie da. Unsere Sprechzeiten sind…In dringenden Notfällen… Wir freuen uns ab 15.30 Uhr auf Ihren Anruf."

❖ Am Abend: „Liebe Patienten, unser Praxisteam hat Feierabend. Unsere Sprechzeiten sind…, in dringenden Notfällen… Wir freuen uns morgen früh auf Ihren Anruf. Ihr Praxisteam Dr. XYZ."

❖ Ab Freitagnachmittag: „Liebe Patienten, unser Praxisteam ist bereits im Wochenende, um ab Montagmorgen wieder ganz für Sie da zu sein. Unsere Sprechzeiten… in dringenden Notfällen… Wir freuen uns am Montagmorgen ab 8.00 Uhr auf Ihren Anruf."

Noch einige Tipps zum Besprechen der Texte:

1. **Ärzte sollten die Texte selbst besprechen.** Mit der eigenen Stimme am Telefon ist schon ein erster Kontakt zum Patienten hergestellt.
2. **Auf keinen Fall die eigene Telefonnummer wiederholen.** Das ist völlig überflüssig, da der Patient ja genau diese Nummer gewählt

hat und erkannt hat, dass er mit dem Anrufbeantworter Ihrer Praxis verbunden ist.

3. **Während des Ansagetextes sollten keine Nebengeräusche,** wie PC-Drucker oder Telefon zu hören sein. Das verbreitet den Eindruck von Hektik, Unruhe und damit schlechter Organisation der Praxis.
4. **Sprechen Sie ruhig und langsam,** damit Sie gut zu verstehen sind und der Patient die Nummer nicht noch einmal wählen muss.
5. **Hören Sie die Texte von Zeit zu Zeit selbst ab.** Gerade die Kassetten neigen dazu, im Laufe der Zeit an Qualität zu verlieren, da die Bänder durch die häufige Nutzung verschleißen.
6. **Falls Sie auf Notrufnummern verweisen, wiederholen Sie diese noch einmal!** Damit ermöglichen Sie Ihren Patienten diese Nummern zu notieren.
7. Die **Arbeitsplatzbeschreibung** sollte klipp und klar festlegen, wer verantwortlich für den Anrufbeantworter ist.
8. **Geben Sie Ihren Anrufern keine Möglichkeit Texte aufzusprechen.** Ansonsten kann es Ihnen passieren, dass Sie am Montagmorgen eine dringende Anforderung zum Hausbesuch, trotz Hinweis auf die Notfallnummer, auf Band haben. Viele, gerade ältere Menschen, tun sich sehr schwer mit den heutigen Kommunikationsmöglichkeiten.
9. Falls Sie eine **Homepage** im Netz haben, lohnt ein Hinweis darauf auf dem Band.

Das Servicetelefon

Eine gute Möglichkeit die Patientenfreundlichkeit Ihrer Praxisorganisation zu verbessern, ist eine **24-Stunden-Bestellmöglichkeit für Rezepte.** Dieser Service ist sicher nicht für jeden Patient attraktiv. Einige werden jedoch die Möglichkeit, Rezepte „rund um die Uhr" bestellen zu können, schätzen. Sie ist ein weiterer

Baustein in Ihrer Palette von Serviceangeboten. Der Vorteil für den Patienten liegt darin, dass das Rezept fertig gedruckt an der Anmeldung vorliegt, die Wartezeit wird damit verkürzt. Haben Sie den chronisch Kranken in letzter Zeit schon gesehen und ist die Rezeptanforderung medizinisch gerechtfertigt, kann das Rezept von Ihrer Mitarbeiterin übergeben werden.

Wenn Sie den Patienten noch sehen wollen, wird das Rezept in der Kurzkontaktzone unterschrieben und abgegeben.

Der Vorteil für Ihre Praxisorganisation liegt in der Entlastung der Tagesmanagerin während der Kernsprechzeit. Je größer die Praxis ist, um so eher werden sich Patienten an der Anmeldung stauen, die nur auf die Ausstellung eines Rezeptes warten. Sie vermeiden Hektik und bieten Intimität für Patienten, die sich anmelden wollen.

Im Übrigen sind Ansammlungen von mehreren Patienten an der Anmeldung kein Zeichen von guter Praxisorganisation (Kap. Praxisambiente).

Die Einführung dieses Serviceangebotes geschieht durch die Tagesmanagerin, die lediglich geeigneten Patienten diesen Handzettel bei der Rezeptabholung übergibt.

Das Servicetelefon darf selbstverständlich nicht unter der normalen Praxisnummer erreichbar sein.

Sollten Sie über einen ISDN-Anschluss verfügen, gibt es sicher noch eine freie Telefonnummer dafür. Haben Sie kein ISDN, tut es auch der Faxanschluss, der in fast jeder Praxis vorhanden ist. Es muss lediglich noch eine Faxweiche zwischengeschaltet werden.

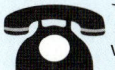

Damit es bei der Rezeptabholung *schneller* **geht!**

Sie können, **wenn Sie mögen,** unseren Anrufbeantworter für Rezeptwünsche rund um die Uhr nutzen.

Nennen Sie bitte: Namen, Vornamen + Adresse
Medikament, Stärke + Menge

Das Rezept kann am Folgetag ab 11.00 Uhr abgeholt werden!
Der Anrufbeantworter hat die Nummer:
0 21 96/97 22 17

Abb. 15   Servicetelefon

Eine weitere gute Servicemöglichkeit bieten die elektronischen Medien. Den Patienten kann eine **Medikamentenbestellung via E-Mail** angeboten werden. Sie geben dabei an, in welcher Apotheke sie das Präparat abholen möchten. Die Praxis faxt das fertige Rezept in die Apotheke. Damit kann die Bestellung direkt am nächsten Tag vom Patienten in der Apotheke abgeholt werden. Am Monatsende werden die gesammelten Originalrezepte der Apotheke zugesandt. Dieser Service erspart den Patienten den Gang in die Praxis, falls die Chipkarte schon eingelesen ist!

Dieses Vorgehen ist selbstverständlich rechtlich problematisch. Ich habe es trotzdem aufgenommen, weil ich es sehr gut funktionierend, in einigen Praxen vorgefunden habe.

■ *Checkliste Anrufbeantworter und Servicetelefon*

1 = Das ist unsere absolute Stärke
2 = Darin sind wir gut
3 = Naja, geht so
4 = Hier haben wir noch Möglichkeiten
5 = Hier besteht absoluter Handlungsbedarf

	1	2	3	4	5
Den Text für den Anrufbeantworter bespreche ich selbst.	☐	☐	☐	☐	☐
Wir nutzen ein Bandgerät als Anrufbeantworter.	☐	☐	☐	☐	☐
Wir wechseln je nach Situation den Ansagetext.	☐	☐	☐	☐	☐
Wir nennen nicht noch einmal die eigene Telefonnummer.	☐	☐	☐	☐	☐
Unser Ansagetext ist frei von Nebengeräuschen.	☐	☐	☐	☐	☐
Von Zeit zu Zeit kontrollieren wir den Ansagetext.	☐	☐	☐	☐	☐
Notrufnummern werden am Ende der Ansage noch einmal wiederholt.	☐	☐	☐	☐	☐
Bei uns ist festgelegt, wer für die Bedienung des Anrufbeantworters zuständig ist.	☐	☐	☐	☐	☐
Unser Anrufbeantworter bietet keine Möglichkeit Nachrichten aufzusprechen.	☐	☐	☐	☐	☐
Unser Anrufbeantworter verweist auf unsere Homepage (falls vorhanden).	☐	☐	☐	☐	☐
Unsere Praxis bietet ein Servicetelefon für Medikamentenbestellungen an.	☐	☐	☐	☐	☐

Ist eine Fallzahlsteigerung sinnvoll?

Es gibt zwei Möglichkeiten, den Gewinn zu steigern. Zum einen ist es die Kostenreduktion, zum anderen die Umsatzsteigerung. Es stellt sich jedoch die Frage, ob Umsatzerhöhungen in der GKV überhaupt möglich sind.

Zwei Dinge waren immer entscheidend und werden es auch in Zukunft bleiben:
1. **Die Fallzahl der behandelten Patienten**
2. **Die Qualifikation von Arzt und Praxisteam**

Eine Beispielrechnung auf der Basis einer 1000-Fälle-Hausarztpraxis, bei einem Fallwert von 37 EUR soll das verdeutlichen.

Die Praxis setzt im Quartal 37 000 EUR bzw. 148 000 EUR p.a. um.

Unterstellt man 60% Kosten, wie das die KBV tut, ergeben sich 88 800 EUR Kosten bzw. 59 200 EUR Gewinn vor Steuern.

Schafft es die Praxis, eine Fallzahlsteigerung von 5% zu realisieren, stellt sich die Rechnung wie folgt dar:

38 850 EUR im Quartal, 155 400 EUR p.a.

Nun werden die Kosten bei 5% mehr Patienten nicht stark steigen. Es wird keine weitere Mitarbeiterin benötigt, und es wird auch kein Raum mehr angemietet. Die Kosten werden bei ca. 88 800 EUR bleiben, der Gewinn daher auf 66 600 EUR steigen.

Im Klartext: Eine Fallzahlsteigerung von 5% bedeutet eine Gewinnsteigerung von 11,25%!

Trotz Fallzahlbegrenzung oder restriktiver HVM's werden Steigerungen in Maßen immer möglich sein. Selbst wenn die Steigerung nicht vergütet wird, ist die neue Fallzahl dann die Bemessungsgrundlage für den nächsten HVM. Es ist also eine Investition in die Zukunft!

Selbst bei überaus restriktiven Honorar-Verteilungsmaßstäben, wie in der KV Nordrhein in den letzten Jahren, lohnen Fallzahlsteigerungen langfristig. Denn ein HVM hält nicht ewig und ein neuer HVM wird in der Regel auf veränderte Tatsachen der Einzelpraxen Rücksicht nehmen!

Nun das Gegenbeispiel: 5% weniger Patienten bedeuten einen Umsatz im Quartal von 35 160 EUR und einen Jahresumsatz von 140 640 EUR. Leider bleiben die Kosten in diesem Beispiel auch bei 88 800 EUR und sinken nicht wie die Fallzahlen, was letztlich einen Gewinn von 51 840 EUR ausmacht.

Fazit: Eine Absenkung der Fallzahl um 5% bedeutet einen Gewinnverlust von 12,5%!

Fallzahlen sind nicht mehr einfach planbar, wie in früheren Zeiten. Viele Patienten meiden den Arztbesuch aus Angst vor Arbeitslosigkeit. Andere scheuen die hohen Zuzahlungen bei Arzneimitteln oder die langen Wartezeiten in der Arztpraxis und decken sich mit Arzneimitteln gegen banale Erkrankungen aus dem Supermarkt oder der Tankstelle ein. Tendenziell werden daher die Fallzahlen rückläufig sein. **Ihre Strategie sollte demnach immer offensiv auf Fallzahlsteigerung gerichtet sein!**

> **Jedes Unternehmen muss auf Wachstumskurs bleiben, denn Stagnation ist Rückschritt!**

Das gilt auch für die Arztpraxis. Falls Sie die Menge der Patienten nicht mehr alleine behandeln können, sollten Sie einen Kollegen in die Praxis aufnehmen. Es gibt Strategien, die das auch in gesperrten Gebieten möglich machen.

Kooperationen mit Kollegen gleicher Fachrichtung dienen ebenfalls allen Beteiligten, denn dabei erreichen Sie zumindest eine Kostenreduktion!

Kooperationen haben gegenüber den Einzelkämpfern vier entscheidende Vorteile:
1. Kooperationen bieten für die beteiligten Ärzte eine Möglichkeit, die Arbeitszeiten zu reduzieren. Die Praxis muss z.B. nicht

an jedem Nachmittag der Woche komplett mit allen Ärzten besetzt sein. Die **Freizeitvorteile** sind also unbestritten

2. Die **Verdienstmöglichkeiten** sind durch Kostenreduktion besser. Man teilt sich Personal, Räume und Geräte und erreicht dadurch selbstverständlich Kostenvorteile. Darüber hinaus zahlen die KV'en einen 10%igen Aufschlag bei den Praxisbudgets. Zur Zeit wird sogar diskutiert diesen Aufschlag auf 30 % zu erhöhen. Sollte das umgesetzt werden, wird es dramatische Veränderungen in den einzelnen regionalen Szenen geben!

3. Kooperationen sind **für Patienten attraktiver.** Das Leistungsspektrum ist in der Regel breiter. Man kann mehr unterschiedliche Leistungen anbieten.

4. Anstehende **Veränderungen** sind für Kooperationen, durch Verteilung auf verschiedene Schultern, deutlich leichter zu bewältigen. Seien es DMP's, Qualitätsmanagement, neue regionale Versorgungsstrukturen oder andere Veränderungen, die evtl. heute noch gar nicht abzusehen sind!

Wichtig ist, bei allen Kooperationsplänen einen qualifizierten Steuerberater und einen Anwalt hinzuzuziehen, der sich primär mit Arztrecht beschäftigt!

> **Je größer eine Praxis ist, umso zukunftssicherer wird sie im Markt bestehen können!**

Chronisch kranke Patienten

Die Krankenkassen behaupten, dass viele Patienten mit chronischem Krankheitsverlauf schlecht geführt werden. Wenn man sich die Zahlen anschaut, wie viele Diabetiker an die Dialyse kommen oder wie viele Hypertoniker einen Schlaganfall erleiden, muss man ihnen Recht geben. Beispiel Hypertonie, das sind immerhin ca. 18 Millionen Hypertoniker in Deutschland:

- ❖ Ein Drittel der Hypertoniker weiß nichts von der Erkrankung.
- ❖ Ein weiteres Drittel ist informiert, jedoch schlecht oder gar nicht therapiert.
- ❖ Das letzte Drittel ist gut eingestellt.

Ähnliche Zahlen gibt es für andere chronische Erkrankungen!

Normalerweise werden diese Patienten mit der Größe der verordneten Pillenschachtel geführt, frei nach dem Motto: „Ist die Packung leer, wird der Patient wieder in der Praxis erscheinen." Sinnvoller ist es diese Patienten nach Therapieleitlinien zu führen, die eine angemessene Behandlung und Therapiekontrolle möglich machen. Viele Netze und Zirkel diskutieren solche Therapiestandards und setzen sie um!

Es ist empfehlenswert, diese Richtlinien den Patienten in Form von Behandlungsplänen zu kommunizieren. Eine Umfrage aus dem Jahr 1998 ergab, dass über 80% der Bundesbürger eine Verschlechterung der medizinischen Versorgung befürchteten, was aufgrund der Diskussion über die knappen Ressourcen nur zu verständlich ist.

Die Patienten erkennen anhand des Planes (Abb. **16**), dass sie in Ihrer Praxis alles bekommen, was zur Behandlung der Erkrankung notwendig ist. Darüber hinaus erkennen sie, wie wichtig Ihnen die Behandlung ist und wie sorgfältig Sie mit ihm, dem Patienten, umgehen!

Diesen Behandlungsplan haben wir 1993 bei Schwarz Pharma entwickelt und seit dieser Zeit in sehr vielen Praxen mit großem Erfolg eingesetzt. Turbomed z. B. hat diesen Plan übernommen und in die Patientenakte integriert.

Mittlerweile habe ich den Plan in verschiedenster Aufmachung wiedergefunden. Eine Praxis stellt ihn in Form einer Klappkarte im Scheckkartenformat den Patienten zur Verfügung. Außen ist der Praxisname mit Adresse, im Innenteil befindet sich der Behandlungsplan und auf der Rückseite ist eine Tabelle für den jeweils nächsten Termin zu finden. Die Patienten bringen diesen „Pass" bei jedem Besuch in die Praxis mit. Sie nennen ihn scherzhaft „unseren Mitgliedsausweis".

Der Plan wird mit dem Patienten zusammen angelegt. Ein Exemplar wird dem chronisch kranken Patienten mitgegeben, womit er natürlich auch zum Werbeträger für die Praxis wird.

Viele Fachgesellschaften wie die Hochdruckliga oder der Verband niedergelassener Diabetologen geben ihre Behandlungsempfehlungen regelmäßig bekannt. Diese Empfehlungen können sehr effizient in den Behandlungsplan eingearbeitet werden.

> **Der Behandlungsplan bringt Therapiequalität. Er ist ein wichtiger Teil des Praxis-Qualitätsmanagements!**

Ein weiteres Argument für diesen Plan ist die bessere Budgetsteuerung der Praxis. Viele Patienten kommen mehrfach in einem Quartal in die Praxis. Im nächsten Quartal erscheinen sie gar nicht. Bei vielen chronischen Erkrankungen, z. B. der Herzinsuffizienz, ist es dagegen sinnvoll, die Kranken in jedem Quartal zu sehen.

Behandlungsplan

Dr. XYZ
Facharzt für Innere Medizin
Unterstraße 45a
42929 Wermelskirchen
Tel.: 02196/972217

Name: ....   geb. am: .... / .... / ....

	Jan	Feb	März	April	Mai	Juni	Juli	Aug	Sept	Okt	Nov	Dez
körperl. Untersuchung												
Blutdruck messen												
24 Std. Blutdruck												
EKG												
Ergometrie												
24 Std. EKG												
Sonographie												
Lungenfunktionsprüfung												
Labor												
Impfung												
Sonstiges												

Unterschrift
Patient ....

Unterschrift
Arzt ....

Abb. **16**   Behandlungsplan

Nach unseren Erfahrungen bei vielen Praxisberatungen von Hausärzten, konnten wir feststellen, dass nicht alle Chroniker regelmäßig die Praxis aufsuchen. Die Therapeuten sahen ihre chronisch kranken Patienten nur in ca. 3,5 Quartalen und nicht in allen 4 Quartalen des Jahres, wie es sinnvoll gewesen wäre.

Was wäre, rein theoretisch, wenn Sie es schaffen würden, alle chronisch kranken Patienten regelmäßig in jedem Quartal zu sehen?

Eine Beispielrechung auf der Basis einer 1000-Fälle-Hausarztpraxis, mit 60 % chronisch kranken Patienten sieht so aus:

4000 Behandlungsfälle im Jahr, mit 2400 chronisch kranker „Fälle", bei einer Kontaktfrequenz von 3,5 p.a.

Wenn Sie es schaffen aus den 3,5 Fällen p.a. 4,0 zu machen, haben Sie nicht mehr 2400 sondern 2742 chronisch kranke „Fälle" p.a.

Das ergibt insgesamt 4342 Patienten im Jahr, oder 1085 im Quartal.

Alles graue Theorie, die jedoch aufzeigt, welch großes Potenzial in diesem Geschäftsfeld steckt. Im Übrigen geht es nicht um sinnlose Fallvermehrung, sondern um eine medizinisch sinnvolle, enge Führung dieser Patienten, also letztlich um Qualitätsmanagement!

Wenn Sie es schaffen 50 dieser theoretisch 85 Patienten mit einem Behandlungsplan enger an die Praxis zu binden, erreichen Sie eine Fallzahlsteigerung von 5 %, was eine Gewinnverbesserung von 12,5 % bedeutet. Wie man sieht, müssen Fallzahlsteigerungen nicht vom Kollegen nebenan kommen. Jede Praxis hat genug eigenes Potenzial, die Fallzahl sinnvoll zu steigern.

Chronisch kranke Patienten werden die interessanten Patienten werden. Zum einen sind es die Disease-Management-Programme, welche die Behandlung dieser Patienten besser honorieren. Zum anderen sind es jedoch auch die Chroniker, die nicht an diesen Programmen teilnehmen. Der EBM 2000 plus wird deutlich bessere Abrechnungsmöglichkeiten für diese Patienten bieten.

Auch an dieser Tatsache ist zu erkennen, dass es nicht nur einen Wettbewerb um Patienten geben wird, sondern es wird ein Wettbewerb um die „richtigen" Patienten sein!

Geschäftsfeld gesunde Patienten

Innerhalb der GKV wird es in den nächsten Jahren keine Umsatzzuwächse für Kassenärzte geben. Zwei Ausnahmen zeichnen sich deutlich ab:

1. Das gesamte Feld der **Prävention.** Die Kassen und die Politik haben deutlich erkannt, dass durch präventive Maßnahmen Einsparungen zu erzielen sind. Entdeckt man einen Diabetes früh genug, kann man wahrscheinlich verhindern, dass der Diabetiker an die Dialyse kommt. Diese Patienten kosten im Jahr ca. 60 000 EUR, wogegen ein gut geführter Diabetiker mit ca. 8000 EUR zu Buche schlägt.
2. Das zweite Feld, dem eine immer größere Bedeutung zukommt, sind die chronisch kranken Patienten, über die vorher berichtet wurde.

Das Mengenrisiko für einige Präventionsleistungen wird von den Kassen getragen. Alle KV'en halten die *Jugendgesundheitsuntersuchung,* den *Check-up,* die *Grippeschutzimpfungen,* die *Hepatitis B-Impfung* und die *Krebsvorsorge* außerhalb der Budgets. Die Politik hat ebenfalls erklärt, dass sie der Prävention in Zukunft einen höheren Stellenwert beimisst!

Gerade für Hausärzte, Pädiater, Urologen und Gynäkologen ist es sinnvoll, Strategien zu entwickeln, um diese Leistungen im Gesundheitssystem sinnvoll anzubieten und aufzuwerten.

Check-up

Die klassische Vorsorgeuntersuchung ist leider 1999 durch die Herausnahme von EKG, Kreatinin- und Harnsäurebestimmung entwertet worden. Ich empfehle trotzdem ein EKG durchzuführen. Zum einen kennen die Patienten den Check nur mit EKG, zum anderen macht diese Herz-Kreislauf-Vorsorgeuntersuchung nur mit einem EKG Sinn!

Einigen Patienten können Sie auch darüber hinaus sinnvolle Untersuchungen wie z. B. Ergometrie oder Sonografie anbieten. Diese Leistungen müssen dann jedoch nach GOÄ abgerechnet und privatärztlich liquidiert werden. Genauso verhält es sich, falls Ihr Patient den **Check jährlich** wünscht. Gesetzlich hat jeder Patient ab dem 35. Lebensjahr jedes zweite Kalenderjahr Anspruch auf diese Leistung!

Eine interessante Frage: **Wem bieten Sie primär den Check-up an?** Den chronisch kranken Patienten, die hoffentlich regelmäßig Ihre Praxis aufsuchen oder den akut Kranken, die in der Regel nur mit Bagatellerkrankungen in der Praxis erscheinen?

Die zweite Gruppe ist strategisch interessanter, da hier bei 20–30% der Untersuchten auffällige Befunde auftreten. Diese Patienten werden dann so geführt wie im Kapitel „Geschäftsfeld chronisch kranke Patienten" beschrieben.

Eine weitere gute Frage: **Wie viele Check-ups** kann eine hausärztlich tätige 1000-Fälle-Praxis durchführen?

Als Faustregel gilt: Ein Drittel der durchschnittlichen Quartalfallzahl im Jahr. Ein Drittel entfällt, da es in der Regel nicht im Check-up-fähigen Alter ist und ein weiteres Drittel, da die Untersuchung nur alle zwei Jahre durchgeführt wird.

Diese Faustregel ist jedoch nur die untere Grenze, da ja nicht alle vier Quartale die gleichen Patienten in Ihre Praxis kommen und da ein großes Potenzial an „schlummernden" Patienten sich in Ihrem PC befinden. Diese können aktiviert werden, wenn man sie aktiv mittels **Recall** anspricht. Der größte Teil Ihrer Patienten wird diese Erinnerung begrüßen; so zeigte die Jansen-Cilag Umfrage 2001 zu diesem Thema, dass 82% der befragten Patienten

Abb. **17**   Recallbrief

Dr. XYZ
Facharzt für Innere Medizin
Unterstraße 45 a
42929 Wermelskirchen
Tel.: 02196/972217

Frau
Testine Test
Meckelstr. 106

42287 Wuppertal

20. August 2002

Liebe Patientin, lieber Patient,

Sie haben in den letzten Jahren gezeigt, dass Ihnen Ihre Gesundheit wichtig ist, indem Sie an dem kostenlosen Vorsorgeprogramm Ihrer Krankenkasse teilgenommen haben.

Nutzen Sie auch weiterhin die Möglichkeit, sich alle zwei Jahre auf „Herz und Nieren" beim Hausarzt Ihres Vertrauens untersuchen zu lassen. Wenn Sie möchten, können Sie diese Untersuchung auch mit der „Krebsvorsorge-untersuchung" kombinieren.

Da es schon wieder an der Zeit ist, sollten Sie in den nächsten Tagen bei einem Arzt Ihrer Wahl einen entsprechenden Termin vereinbaren.

Mit freundlichen Grüßen

(gez. Dr. med. XYZ)

---

es gut oder eher gut fänden, wenn ihr Arzt sie an Untersuchungen erinnern würde. Nur 4% der Befragten lehnte diese Information ab.

Jeder Check-up-Patient wird daher befragt, ob man ihn nach 2 Jahren an die Untersuchung erinnern darf. Bei einer Zustimmung erfolgt im PC ein *Recallvermerk* im Patientenstammsatz. Nach 2 Jahren druckt der Computer Ihnen dann einen *Recallbrief* (Abb. **17**) aus.

Rein juristisch sind Sie mit der Formulierung „bei einem Arzt Ihrer Wahl", auf der sicheren Seite. Schreiben Sie nie „machen Sie mit meinen Mitarbeiterinnen einen Termin aus."

Das Recallverfahren bietet sich genauso für gynäkologische Vorsorgeuntersuchungen an.

Um die Formalitäten beim Check-up abzukürzen, empfiehlt es sich, das nachfolgende Formular (Abb. **18**) bei der Terminvergabe, mitzugeben.

Geben Sie ihren Patienten nach dem Check ein Zertifikat mit (Abb. **19**).

Das hat einige Vorteile:

❖ Einige Patienten schätzen es, die Werte mitgegeben zu bekommen und werden nach 2 Jahren diese Untersuchung wiederholen wollen.
❖ Manch ein Patient wird seine Werte mit den Werten seiner Freunde oder Bekannten vergleichen. Motto: Mein Hausarzt gibt mir immer einen Ausdruck mit! Das ist aktives Marketing.

Check-up
Vorsorgeprogramm

Dr. XYZ
Facharzt für Innere Medizin
Unterstraße 45 a
42929 Wermelskirchen
Tel.: 02196/972217

Liebe Patientin, lieber Patient,

schön, dass Ihnen Ihre Gesundheit etwas wert ist und Sie sich *vorsorglich* untersuchen lassen, bevor Krankheiten entstehen bzw. sich bemerkbar machen!

Unsere Vorsorgeuntersuchung besteht aus zwei Teilen:

1. Laboruntersuchung (Blut und Urin) sowie EKG.
   Bitte machen Sie dafür mit uns einen Termin aus.
   Bitte bringen Sie Ihren *Impfpass mit*.

2. Eine Woche später erfolgt die eigentliche Vorsorgeuntersuchung.
   Es werden die Ergebnisse der Untersuchungen und mögliche Konsequenzen besprochen.

Um die Untersuchung für Sie schneller durchführen zu können, beantworten Sie uns bitte folgende Fragen:

Name: .... , Vorname: .... , Alter: ....

Straße: .... , Ort: ....

Familienvorgeschichte
Kommen bei Ihren Blutsverwandten
folgende Erkrankungen vor?

Eigene Vorerkrankungen:

	ja	**nein**		**ja**	**nein**
Bluthochdruck	☐	☐	Bluthochdruck	☐	☐
Herzinfarkt	☐	☐	Herzinfarkt	☐	☐
Schlaganfall	☐	☐	Schlaganfall	☐	☐
hohe Blutfette	☐	☐	hohe Blutfette	☐	☐
Zuckerkrankheit	☐	☐	Zuckerkrankheit	☐	☐
Nierenerkrankungen	☐	☐	Nierenerkrankungen	☐	☐
Lungenerkrankungen	☐	☐	Lungenerkrankungen	☐	☐

Abb. **18**   Check-up-Formular: Vorsorgeprogramm.

❖ Sie ersparen sich viele Erklärungen anhand der Normwerte, die Sie angeben.
❖ Sie geben dem Patient eine Botschaft mit, wie er sich in Zukunft verhalten soll, um gesund zu bleiben (siehe Kapitel „Arzt-Patienten-Kommunikation").

Falls Sie den Check mit den beschriebenen Mitteln aufwerten und dazu ein Recallverfahren nutzen, können Sie mit 1000 GKV-Fällen im Quartal, durchaus bis zu 750 Checks p.a. durchführen. Das sind immerhin ca. 22000 EUR im Jahr und das bei einer Leistung, deren Mengenrisiko die Kasse trägt!

Jugendgesundheitsuntersuchung (J1)

Der Zeitraum von der letzten Kinder-Vorsorgeuntersuchung bis zur J 1 ist entschieden zu lang, nämlich ca. sieben Jahre. Da die J 1 erst

---

Patientenname:

Dr. XYZ
Facharzt für Innere Medizin
Unterstraße 45 a
42929 Wermelskirchen
Tel.: 02196/972217

Datum:

Check-up 2002

Liebe Patientin, lieber Patient,

schön, dass Ihnen Ihre Gesundheit etwas wert ist und Sie sich *vorsorglich* untersuchen lassen, bevor Krankheiten entstehen bzw. sich bemerkbar machen!
Es wurden folgende Befunde erhoben:

Körperliche Untersuchung: ☐ altersentsprechend unauffällig
☐ ....

Labor: Cholesterin: .... (möglichst < 220)
Blutzucker (nüchtern) .... (85 – 115)

ggf.: LDL-Cholesterin (–) .... (< 150, nach Infarkt < 120)
HDL-Cholesterin (+) .... (> 35, je höher, umso besser)
Gamma-GT (Leber) .... (< 18)
Sonstige ....
Urin ....

EKG: ....

Welche Diagnosen wurden festgestellt? **1.** ....
2. ....
3. ....

Was ist zu empfehlen?

☐ weiterleben wie bisher
☐ unbedingt das Gewicht reduzieren
☐ mehr Bewegung wäre gut
☐ entspannen (Lesen? Musik hören? Yogakurs?)
☐ Ernährung umstellen
☐ die verordneten Medikamente einnehmen
☐ folgende Untersuchungen bringen Klarheit ....
☐ mit dem Rauchen aufhören

Viel Erfolg!   ☐ Sonstiges ....

Abb. **19**   Check-up-Formular: Zertifikat

im Alter von 13 Jahren plus/minus ein Jahr durchgeführt werden kann, sind die Auffälligkeiten sehr hoch. Nach den ersten Ergebnissen weiß man:

- ❖ Bei 80 % der Jugendlichen gab es Anlass zur einer weiteren Diagnostik.
- ❖ Bei 20 % musste die Schilddrüse kontrolliert werden.
- ❖ 15 % benötigten eine Fettstoffwechselkontrolle.
- ❖ 20 % hatten therapiebedürftige Haltungsschäden.
- ❖ 15 % vorher nicht bekannte Sehfehler.
- ❖ Insgesamt wurden 40 % der Jugendlichen kontrollbedürftig!

Leider nahmen nur 15–17 % an der Untersuchung teil.

Es ist nach diesen Daten absolut sinnvoll für Kinder- und Hausärzte, diese Untersuchung zu bewerben. Auch im eigenen Interesse, denn diese Untersuchung unterliegt keiner Budgetierung und wird im Vergleich zu anderen Leistungen relativ gut honoriert.

Hausärzte können einen Aushang nutzen, um über Eltern oder Großeltern die Jugendlichen zu aktivieren werden (Abb. **20**).

Eine weitere Möglichkeit besteht für Pädiater oder Hausärzte, die Jugendlichen aktiv anzusprechen. Der Computer hat alle 12 bis 14 Jahre alten Jugendlichen gespeichert. An diese kann der folgende Brief (Abb. **21**) versandt werden.

Ein Hausarzt hat diesen Brief an 144 Jugendliche verschickt. 48 Jugendliche haben reagiert und die Untersuchung durchführen lassen!

Sollten die Jugendlichen zur Untersuchung mit Mutter oder Vater erscheinen, bitten Sie die Eltern dringend darum, das Gespräch alleine mit den Jugendlichen führen zu dürfen. Nach meinen Erfahrungen sind die Kids in diesen Fällen wesentlich offener, bzw. es kommen Themen zur Sprache, die sonst vor den Eltern verschwiegen würden.

Impfungen

Grippeimpfungen für chronisch kranke Patienten sind sinnvoll. Bedenken Sie jedoch, dass diese Impfung jeden Monat ca. 30 % der Wirksamkeit verliert. Bei Hochrisikopatienten kann es sinnvoll sein, die im Herbst geimpften Patienten im Januar noch einmal zu impfen.

Reiseimpfungen sind eine gute Möglichkeit ein Standbein im Non-GKV-Bereich auszubauen. Das sollte jedoch qualitativ hochwertig durchgeführt werden. Es sind zahlreiche gute EDV-Programme im Handel und durch die Pharmaindustrie (z. B. ReiseRix, von SmithKline Beecham) zu beziehen, die den Patienten sehr viel bieten. Es werden gute Informationen über das Reiseland und weiterer Service angeboten.

Liebe Eltern,

Ihr Sohn/Tochter ist nun zwölf, dreizehn oder vierzehn Jahre alt. Damit hat sie/er Anspruch auf die neue

Jugend-Gesundheits-Untersuchung
(J 1)

Der Gesetzgeber hat diese neue Möglichkeit geschaffen, um chronische Schäden der Heranwachsenden frühzeitig zu erkennen!
Die Untersuchungen zeigen, dass z. B. bei 15 % der Jugendlichen ein vorher nicht bekannter Sehfehler vorlag. 20 % der Jugendlichen hatten Haltungsschäden!

Bitte nutzen Sie diese Chance für die Zukunft Ihres Kindes.
(Bitte sprechen Sie mit uns einen Termin für diese Untersuchung ab.)

Abb. **20** Aushang zur Jugendgesundheitsuntersuchung (J1).

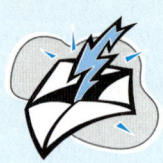

Dr. XYZ
Facharzt für Innere Medizin
Unterstraße 45a
42929 Wermelskirchen
Tel.: 02196/972217

Hallo
Ein wichtiger Termin für Deine Gesundheit!!!

Auf dem Weg zum Erwachsenwerden bist Du nun in einem Alter, in dem es darauf ankommt, selbst Verantwortung für Deine Gesundheit zu übernehmen. Da trifft es sich gut, dass es zur Zeit ein tolles Angebot der Krankenkassen gibt, die

Jugendgesundheitsuntersuchung.

Es ist ein allgemeiner Check Deiner Gesundheit, bei dem mögliche Krankheiten erkannt werden können, von denen Du bisher nichts ahnst. Diese können dann rechzeitig behandelt werden!

Bei diesem Termin können vergessene Schutzimpfungen nachgeholt werden, auch die *Hepatitis-B-Impfung*.

Außerdem kannst Du alle Fragen stellen oder über Probleme reden, die Du mit anderen nicht besprechen willst. Ärzte unterliegen einer Schweigepflicht, das bedeutet, das Gespräch bleibt unter Dir und Deinem Arzt.

Also mache einen Termin bei einem Hausarzt Deiner Wahl!

Abb. **21**   Jugendgesundheitsuntersuchung: Jugendliche aktiv ansprechen.

Ab **sofort** in unserer Praxis:

Check für Breiten- und Leistungssportler

Für unsere (Freizeit-)Sportler bieten wir zur Überprüfung ihrer individuellen Konstitution und Kondition spezielle Untersuchungen an:

☐ Untersuchung	€ **15,–**
☐ Belastungs-EKG mit Laktat-Messung	€ **70,–**
☐ Lungenfunktionsprüfung	€ **10,–**
☐ Impedanzmessung zur Berechnung der Muskel- und Fettanteile des Körpers	€ **15,–**
☐ Kontrolle der Elektrolyte im Blut	€ **15,–**
☐ Bestimmung von Muskelenzymen	€ **15,–**

Mit diesen Untersuchungen möchten wir Ihnen eine Auskunft über Ihre aktuelle Leistungsfähigkeit und Leistungsentwicklung geben. Weiterhin können wir die Qualität Ihres Trainings überprüfen und Ihnen bei Ihrer sportlichen Betätigung beratend zur Seite stehen.

Abb. **22**   Check für Breiten- und Leistungssportler.

Sportuntersuchungen in der Praxis

Zum Feld der präventiven Leistungen gehören auch die sportmedizinischen Untersuchungen. Den folgenden Aushang (Abb. **22**) habe ich in einer Hausarztpraxis gefunden.

Kooperation mit einem Fitnessstudio

Falls Sie sportmedizinisch interessiert sind, bietet sich eine Kooperation mit einem Fitnessstudio an. Die Kunden dieser Zentren zahlen einen Jahresbeitrag bis zu 700 EUR. Sie sind es gewohnt für ihre Gesundheit zu zahlen und daher interessant für niedergelassene Ärzte.

Die Frage ist: Mit welchem Studio soll man kooperieren? In jeder mittelgroßen Stadt gibt es mehrere Fitnesscenter. Das wichtigste Kriterium ist die Ausstattung. Setzt das Fitnesscenter auf Hanteln und Kraftmaschinen, ist die Gesundheit nicht der primäre Fokus des Betreibers. Es sollten in erster Linie Herz-Kreislaufgeräte angeboten werden wie Stepper, Ergometer, Laufbänder, Klettermaschinen und Skilanglaufmaschinen. Darüber hinaus ist die Qualifikation der Trainer ein wichtiger Faktor. Die Mindestanforderung ist der B-Schein des DSSV (Deutscher Sportstudioverband). Besser sind Zusatzqualifikationen wie Physiotherapeut, Krankengymnast oder Sportlehrer!

Haben Sie das geeignete Studio gefunden, setzen Sie sich mit dem Betreiber in Verbindung und bieten ihm die Vorteile einer Kooperation an:

❖ Profilierung gegen andere Studios mit dem Qualitätssiegel: Fitnesscenter mit medizinischer Betreuung.
❖ Jedes gute Studio unterzieht die Kunden einem Fitnesstest bei der Aufnahme, um sicher zu gehen, dass der Kunde gesund ist und das Training aufnehmen kann. Bei einem auffälligen Test hat man dann die Möglichkeit den Kunden zum Berater (oder aber Hausarzt) zu schicken.
❖ Alle guten Studios bieten Vorträge und Kurse zu Gesundheitsthemen an: Osteoporose, Fettstoffwechselstörungen, Gewichtsreduktion, Frauen in der Menopause oder Vitamine und Gesundheit. Für jedes Studio ist es ideal, diese Themen mit einem Mediziner transparent zu machen.

Der Kunde hat durch die medizinische Betreuung den Vorteil, einen ganz auf seine Gesundheit abgestimmten Fitnessplan zu erhalten. Letztlich ist nur der Arzt der Spezialist für Fitnessdiagnostik und Beratung.

Ihre Vorteile liegen auf der Hand. Junge, gesunde Patienten die evtl. mittels Check-up an die Praxis gebunden werden können.

Vielleicht hängen Sie auch einen netten Spruch in der Anmeldung auf:

> ### Dr. XY, Facharzt für Fitness

Abschließend noch etwas ganz Entscheidendes: Nach neuester Rechtsprechung darf kein Geld zwischen Studio und Ihnen fließen. Es darf keine „Kopfprämie" weder in die eine noch in die andere Richtung gezahlt werden!

■ *Checkliste Geschäftsfeld gesunde Patienten*

Gilt immer nur für die entsprechenden Fachgruppen.

1 = Das ist unsere absolute Stärke
2 = Darin sind wir gut
3 = Naja, geht so
4 = Hier haben wir noch Möglichkeiten
5 = Hier besteht absoluter Handlungsbedarf

	1	2	3	4	5
Der Check-up und die Krebsvorsorge ist für uns eine entscheidende Untersuchung für die Praxisführung.	☐	☐	☐	☐	☐
Wir achten sehr sorgfältig auf die regelmäßige Ansprache der Patienten.	☐	☐	☐	☐	☐
Wir sprechen besonders die nicht chronisch kranken Patienten darauf an.	☐	☐	☐	☐	☐
Wir führen mindestens die Hälfte der durchschnittlichen Quartalfallzahlen, im Jahr an Check's durch.	☐	☐	☐	☐	☐
Wir führen ein Recallsystem für alle Vorsorgeuntersuchungen durch.	☐	☐	☐	☐	☐
Wir geben den Patienten vor der ersten Untersuchung einen Anamnesebogen mit.	☐	☐	☐	☐	☐
Die Jungendgesundheitsuntersuchung ist ein wichtiges Instrument unseres Marketings.	☐	☐	☐	☐	☐
Jeder in Frage kommende Patient wird auf die entsprechenden Impfungen aufmerksam gemacht.	☐	☐	☐	☐	☐
Sportuntersuchungen werden bei uns aktiv beworben.	☐	☐	☐	☐	☐
Wir kooperieren mit einem Fitnessstudio.	☐	☐	☐	☐	☐

Geschäftsfeld Patientenschulungen

Schulungen innerhalb der GKV

Disease-Management-Programme werden langfristig ein wichtiges Geschäftsfeld innerhalb der GKV bleiben, denn wie im Kap. „Geschäftsfeld chronisch kranke Patienten" beschrieben, haben die Kassen die hohen Folgekosten dieser Erkrankungen erkannt. Ein Diabetiker z.B., der an die Dialyse kommt, verursacht Folgekosten, die in keinem Verhältnis zu den Kosten für die Schulungsprogramme stehen. Es ist demnach sinnvoll, die Compliance der Patienten zu fördern, besonders dann, wenn die Grunderkrankung asymptomatisch verläuft!

Einige KV'en haben gezeigt, dass strukturierte Schulungsprogramme für Diabetiker sinnvoll sind und z.B. die HBA-1c-Werte senken können.

Es wird also nicht bei den 4 DMP's bleiben, die im Laufe des Jahres 2003 eingeführt werden sollen, sondern es werden noch einige andere Programme folgen!

Alle beinhalten Patientenschulungen und damit werden Schulungen ein wichtiges Geschäftsfeld der Hausarzt- und Facharztpraxen werden.

Spezielle Räume zu haben, die Schulungen während der normalen Praxisöffnungszeiten möglich machen, wird zum einen wirtschaftlich sein, denn man muss keine Überstunden für die Mitarbeiterinnen zahlen. Zum anderen können Schulungen nur professionell in geeigneten Räumen stattfinden. Jede Praxisplanung muss in Zukunft darauf Rücksicht nehmen und jeder Praxisinhaber sollte sich heute fragen, durch welche baulichen Maßnahmen er einen Schulungsraum zur Verfügung stellen kann.

Eine Möglichkeit ist es z.B. ein zu groß dimensioniertes Labor umzubauen oder aber, falls 2 Sprechzimmer vorhanden sind und eines von beiden groß genug ist, dieses zeit-

weise, während der Schulung, umzufunktionieren!

Andere Möglichkeiten können selbstverständlich auch Kooperationen bieten.

Schulungen im Non-GKV-Bereich

Ein weiteres Geschäftsfeld mit großer Zukunft sind Schulungen außerhalb des GKV-Bereichs. Heute schon führen viele Praxen Schulungen für Übergewichtige, teilweise in Zusammenarbeit mit der Pharmaindustrie, in den Praxisräumen durch. Sie sollten dabei lediglich bedenken, dass keine Waren wie z.B. Diätmittel verkauft werden dürfen, da sonst Ihre gesamten Einnahmen gewerbesteuerpflichtig werden (s. Kap. „Non-GKV-Leistungen"). Andere Schulungen wie z.B. das Raucherentwöhnungstraining oder Schulungen für Patienten mit Haltungsschäden, Neurodermitiker oder Allergiepatienten versprechen Erfolg.

Für alle Schulungsmaßnahmen gilt:
- Ein ansprechender Schulungsraum ist anzustreben. Falls Sie das Wartezimmer dazu nutzen, macht es einen wenig professionellen Eindruck, wenn erst Stühle gerückt werden müssen, um die Schulung durchzuführen. Darüber hinaus beschränken Sie damit den Zeitraum für Schulungen immer außerhalb der Sprechzeiten.
- Außerdem sollte gerade für die Non-GKV-Schulungen ein Top-Ambiente zur Verfügung gestellt werden, da mit diesen Trainings entsprechend gut situierte Klientel angesprochen werden soll.
- Ihre Mitarbeiterinnen benötigen eine gute Ausbildung. Diese qualifizierte Ausbildung wertet die Helferin natürlich auf. Sie hat damit ggf. bessere Chancen am Arbeitsmarkt.
- Eine andere Möglichkeit ist es bei Schulungen im Non-GKV-Bereich auf externe Mitar-

beiter, wie z. B. Ökotrophologen oder Krankengymnasten zurückzugreifen.

❖ Angemessene Technik ist erforderlich: Ein Overheadprojektor, Flip-Chart, Videorecorder, PC mit 19-Zoll-Monitor und entsprechender Software, etwa Microsoft-Powerpoint oder Ähnliches sind sinnvoll und geben den Schulungen einen professionellen Auftritt!

Praxisambiente

Das Ambiente ist einer der wichtigsten Mosaiksteine im gesamten Praxismarketing. Patienten suchen die Praxen auf, in denen sie sich wohl fühlen, was ja nur zu verständlich ist. Wenn man krank ist, möchte man sich nicht in einer Umgebung aufhalten, die abstoßend wirkt.

Ausreichende, nicht blendende, **Beleuchtung** erreichen Sie mit Deckenflutern oder indirekt leuchtenden Strahlern.

Leuchtstoffröhren gehören nicht in die Arztpraxis. Eine Ausnahme sind die Operationsräume. Das Licht wirkt kalt und ungemütlich. Energiesparbirnen sollten aus dem gleichen Grund zumindest im Sprechzimmer keine Verwendung finden.

Lichtinseln helfen bei der Orientierung, wenn sie z. B. in langen Gängen eingesetzt werden. Zweigen Räume vom Gang ab, werden hellere Leuchtelemente eingesetzt! Auch das Praxisschild und der Eingangsbereich sollte gut beleuchtet und erkennbar sein. Dieser Bereich ist häufig der erste Kontakt Ihrer Patienten zur Praxis. Hat die Außentüre Lackschäden oder ist unansehnlich, ziehen viele Patienten damit Rückschlüsse auf die medizinische Qualität!

Interessante Effekte erreichen Sie mit **Spiegeln.** Sie vergrößern kleinere Räume und verteilen das Licht gleichmäßig, falls sie nicht direkt angestrahlt werden. Alle Spiegel in der Praxis sollten einen leichten Bronzeton haben. Dieser kleine Effekt lässt die Menschen gesünder aussehen, so als ob sie eine leichte Urlaubsbräune hätten. Das hebt die Stimmung der Patienten, aber auch die Ihres Personals. Kleine Ursache – große Wirkung!

Auf dem Weg vom Wartezimmer zum Untersuchungs- oder Sprechzimmer sollten Sie einen möglichst großen Spiegel anbringen. Damit haben Ihre Patienten noch einmal die Möglichkeit ihr Äußeres zu kontrollieren und damit Sicherheit zu gewinnen.

Bilder sind interessante gestalterische Elemente. Verwenden Sie keine dunklen oder tristen, sondern freundliche, helle Bilder. Nach Möglichkeit sollten die Bilder einen einheitlichen Stil erkennen lassen.

Andere Kunstobjekte verraten darüber hinaus einiges über den Praxisinhaber. Falls Sie selbst ein Hobby betreiben, sollten Sie davon Fotos im Wartezimmer aushängen. Das bringt Sie den Patienten näher.

Eine gute Möglichkeit bieten Ausstellungen. Evtl. ist einer Ihrer Patienten Künstler. Diese Objekte können dann für ein Quartal in Ihrer Praxis ausgestellt werden. Sie sollten sich jedoch schriftlich bestätigen lassen, dass Sie keine Gewähr für Beschädigungen oder Diebstahl übernehmen!

Das **Wartezimmer** ist in vielen Praxen der Raum, in dem die Patienten die meiste Zeit verbringen. Die Bestuhlung sollte bequem, einheitlich und rückenfreundlich sein. Alte, nicht mehr benötigte Sitzmöglichkeiten aus dem Privathaushalt haben nichts im Wartezimmer verloren!

Investieren Sie in ein gutes Lesezirkelangebot und legen Sie keine Zeitschriften aus, die Sie umsonst ins Haus geliefert bekommen: z. B. Arzt und Reisen, BMW- oder Daimler-Benz-Kundenzeitschrift.

Die Spielecke ist ein „Muss" für jedes Wartezimmer. Wie sonst sollen Mütter oder Väter ihre Sprösslinge beschäftigen, während sie sich im Wartezimmer aufhalten. Nicht nur Spielzeug ist wichtig, auch einige Bücher sollten ausliegen. Ideal ist ein kleiner Warteraum, der nur für Eltern mit Kindern eingerichtet ist.

Da die Patienten einige Zeit im Wartezimmer verbringen, können Sie es intensiv für das Praxismarketing nutzen. Angebote über Non-GKV-Leistungen und präventive Untersuchungen können optisch ansprechend platziert werden. Wandtafeln, Vitrinen, Litfasssäulen, Flip-Charts oder Wechselrahmen können genutzt werden. Entscheidend ist die Art der Präsentation. Ihrer Kreativität sind dabei keine Grenzen gesetzt. Sie sollten nicht nach dem Motto verfahren „was einmal hängt, das hängt für immer", sondern sollten auf wechselnde Aktionen setzen. Sie machen damit die Patienten neugierig auf die nächste Aktion und das Ambiente lebhafter. Jedes Quartal sollte von einer neuen Aktion begleitet werden. In Frage kommen:

* reisemedizinische Untersuchungen
* präventive Leistungen
* Hautscreening
* Umweltmedizin
* Jugendvorsorge
* allergologische Themen
* Grippeimpfungen
* allgemeine Impfungen
* Ernährungsberatung
* alle sonstigen Non-GKV-Leistungen wie im Anhang aufgeführt.

Begleitet werden diese Aktionen von Ihrer Praxiszeitung. Diese sollte ebenfalls quartalweise erscheinen. Der Aufwand für diese zwei oder drei DIN-A-4-Seiten lohnt allemal. Die Patienten fühlen sich gut informiert, z.B. über aktuelle Therapien und Gesundheitstrends. Ihre Praxis hat darüber hinaus die Möglichkeit alle Leistungen, die sie anbietet, zu kommunizieren.

Die Praxiszeitung erhält jeder Patient, der die Chipkarte einlesen lässt (Quartal-Erstkontakt). Damit ist eine breite Abdeckung bei Ihren Patienten gewährleistet.

Musik können Sie zur Untermalung in der Anmeldung, den Gängen und im Wartezimmer einsetzen. Sie sollte jedoch nur sehr dezent zu hören sein. Einen Zusatzeffekt von Musik erzielen Sie, falls die Praxis über einen schlechten Schallschutz verfügt, also Arzt-Patienten-Gespräche in den Gängen mitzuhören sind. Den Geschmack aller Patienten werden Sie jedoch nie treffen. Im Übrigen wird sich früher oder später die GEMA bei Ihnen melden und Gebühren verlangen.

Prinzipiell sind alle Arztpraxen für die Patienten austauschbar, da kein Patient die medizinische Kompetenz einschätzen kann. Die Kriterien für die Auswahl der Praxis sind also alles andere als medizinische. Um zu verhindern, dass Sie ausgetauscht werden, sollten Sie Ihrer Praxis ein unverwechselbares und einheitliches „Gesicht" geben, eine so genannte **Corporate Identity** (CI) bzw. Corporate Design (CD).

In der Wirtschaft ist die Nutzung einer CI für alle größeren und mittleren Unternehmen selbstverständlich. Der Vorteil einer CI liegt darin begründet, dass wir heute in einem Käufermarkt leben, die Menschen also unter mehreren gleich guten Produkten auswählen können. Nach dem zweiten Weltkrieg z.B. waren Güter knapp und die Unternehmen, die noch produzierten, brauchten ihre Waren lediglich zu verteilen. Die Käufer hatten keine Chance auszuwählen. Diese Situation nennt man Verkäufermarkt.

Die Anbieter sind heute also austauschbar. Um nicht ausgetauscht zu werden und sofort wiedererkannt werden zu können, schafft man sich eine Corporate Identity, also eine Außendarstellung, die sich von den Mitbewerbern deutlich abhebt.

Für die Arztpraxis beginnt die CI mit einem **Logo,** einer „Praxisfarbe" und einem bestimmten Schrifttyp für alle Praxisinformationen und Praxisformulare usw.

Kriterien für gute Logos sind:

* Das Symbol sollte möglichst lange beibehalten werden, um den Wiedererkennungswert zu erhalten.
* Es sollte ein positives Image oder Assoziation haben.
* Es sollte leicht erkennbar sein.
* Das Logo sollte zu Ihnen und zu Ihrem Team passen.
* Es sollte nach Inhalt und Darstellung der Praxisphilosophie entsprechen.

Das Logo erscheint auf allen gedruckten Praxisunterlagen und an der Anmeldung. Sie können es auch innen an den Fenstern als Klebefolie anbringen und bei Dunkelheit von innen anstrahlen. Das ergibt einen tollen Werbeeffekt nach außen und ist keine Werbung außerhalb der Praxis!

Ein schönes Beispiel habe ich vor einiger Zeit in einer großen internistischen Dreierpraxis in Duisburg gesehen: Auf der großen weißen Theke der Praxisanmeldung, war ein stili-

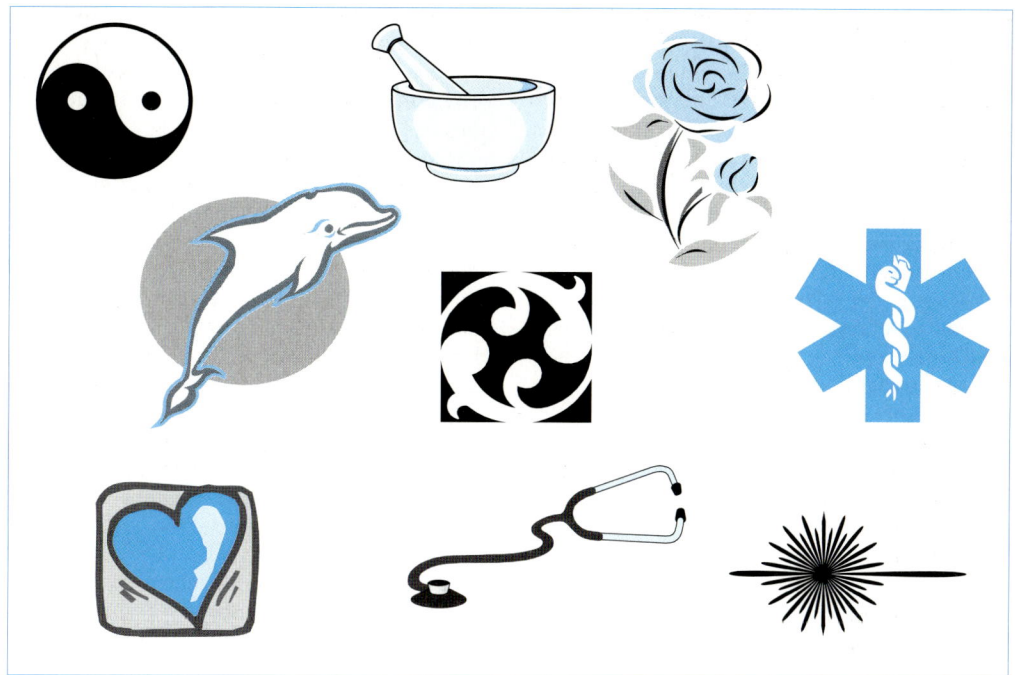

Abb. **23**   Beispiele für Logos.

siertes, rotes Herz zu sehen. Daneben der Spruch, ebenfalls in rot: „Ihre Praxis mit Herz."

Generell stehen die Kammern auf dem Standpunkt, dass das Logo keinen Bezug zur Medizin haben darf. Diese Meinung ist eines der vielen Rückzugsgefechte, die die Kammern zur Zeit liefern. Das Kammerrecht wird mit Blick auf die europäische Rechtsprechung angepasst werden!

Sehr viele Praxen führen schon heute ein Logo, das dem Kammerrecht widerspricht. Sogar Praxisnetze die mit Zustimmung verschiedener KV'en gegründet wurden, nutzen solche Logos. Daher nur Mut!

Einige Beispiele für Logos zeigt Abb. **23**.

Zum CD gehört ebenfalls eine Farbe, um ein einheitliches Auftreten zu ermöglichen. Diese Farbe erscheint, genau wie das Logo, in allen gedruckten Unterlagen der Praxis. Darüber hinaus sollten alle Türbeschläge und Türrahmen in dieser Farbe erscheinen. Die Türrahmen farblich abzusetzen, bietet interessante Möglichkeiten, um dem sonst vorherrschenden Weiß oder Beige etwas mehr Kontur zu geben!

Fachärzte können aktives Marketing betreiben, indem sie die Praxisfarbe auf allen Briefbögen, rechts außen ca. 0,5 cm breit, aufdrucken. Die Zuweiser erkennen so auf den ersten Blick von welchem ihrer Fachärzte der Befundbrief erstellt wurde!

Etwas Ähnliches wie ein visuelles Logo kann man auch verbal nutzen. Nämlich einen Spruch, der ein Unternehmensziel kommuniziert. Ford oder Opel tun was und haben verstanden. Clausthaler oder Toyota haben auch ein Motto. Allerdings ist der Spruch von Toyota (nichts ist unmöglich) ein sehr schlechtes Beispiel. Das **„verbale Logo"** sollte nichts Negatives, wie unmöglich, enthalten. Der Kunde assoziiert unbewusst sonst den Firmennamen damit. Ich würde Toyota „alles ist möglich" empfehlen.

Für Ihre Praxis käme in Frage:
* Die Vorsorgepraxis
* Ihre Praxis mit Herz
* Die Gesundheitspraxis
* Die freundliche Praxis
* Die Praxis für die ganze Familie.

Wichtig: Alle Vorschläge beinhalten positive Assoziationen.

Das gesamte Team sollte eine **einheitliche Bekleidung** tragen. Das ist nicht nur professionell, sondern zeigt auch den Teamgeist! Als Grundfarbe empfehle ich weiß, wegen der Bedeutung für Sauberkeit und Hygiene. Abgesetzt wird sie durch die Praxisfarbe. Ein weiterer Vorteil dieser Bekleidung ist, dass die Patienten sofort ihren Ansprechpartner finden. Das T-Shirt oder Polohemd sollte mit dem Praxislogo versehen werden. Diese Logos werden maschinell aufgestickt.

Insbesondere bei **Praxisfusionen** kann eine gemeinsame Dienstkleidung den Teamgeist sehr schnell beflügeln!

Alle Teammitglieder sollten **Namensschilder** tragen. Die Schilder sollten gut lesbar und mit der Berufsbezeichung versehen sein. Die Patienten können dann jedes Teammitglied mit Namen ansprechen und eine Kommunikation mit Namennennung ist persönlicher! Das gilt natürlich auch für Sie als Mediziner, insbesondere wenn Sie in einer Mehrarztpraxis tätig sind!

Wenn Sie schon einige Zeit niedergelassen sind, sollten Sie von Zeit zu Zeit Ihre Praxis überprüfen. Leider werden wir alle im Laufe der Jahre „betriebsblind", was unsere direkte Umgebung betrifft. Lassen Sie also einen Bekannten oder einen Pharmareferenten Ihre **Praxis inspizieren.** Sie werden erstaunt sein, wie viele „Macken" in den Türzargen, defekte Tapeten, Laufspuren auf dem Boden, defekte Fußleisten oder überalterte Aushänge gefunden werden. Der Königsweg, Ihre Praxis zu optimieren, ist natürlich eine Praxisberatung durch einem professionellen Berater!

Wie halten Sie es mit der **Überprüfung der WC-Hygiene?** Jedes drittklassige Hotel hängt einen Prüfplan aus, der im Ein- oder Zweistundenrhythmus eingehalten und abgezeichnet wird. Dieser Plan zeigt es Gästen, dass man es mit der Hygiene im Unternehmen genau nimmt.

Für eine Arztpraxis ist das Thema Hygiene selbstverständlich noch vordringlicher. Daher müssen regelmäßige Hygienekontrollen, mit Prüfplan, durchgeführt werden!

Die **Garderobe** gehört nicht ins Wartezimmer. Ansonsten legen einige Patienten nur ihren Mantel ab und gehen z. B. gleich zum Labor.

Für wartende Patienten entsteht der Eindruck, dass andere bevorzugt behandelt werden. Für einige, z. B. Privatpatienten, trifft das im Übrigen häufig zu. Die Garderobe, mit Spiegel, gehört ins Sichtfeld der Anmeldung.

Hinweisschilder dienen den Patienten zur Orientierung. Sie sind jedoch auch eine gute Möglichkeit zur Praxiswerbung.

Alle Türen müssen beschriftet sein. Schreiben Sie drauf, was drin ist. Das ist nicht nur eine Orientierungshilfe sondern auch Marketing.

Ersparen Sie Ihren Patienten alle Verbotsplakate und Aushänge und senden besser **positive Signale,** z. B. was Sie genau anbieten.

Negative Signale, wie z. B. die Botschaft der KV'en, dass die Budgets ausgeschöpft sind, ersparen Sie sich und Ihren Patienten. Die Patienten sind durch die Presse sowieso gut informiert. Beschriftungen wie:

- ❖ kein Eintritt,
- ❖ keine Haftung für Garderobe (die ist im Anmeldebereich),
- ❖ keine Behandlung ohne Chipkarte,
- ❖ Mittwoch und Freitag nachmittag geschlossen,
- ❖ folgende Leistungen werden nicht erstattet

gehören nicht in Ihre Praxis.

Sehen Sie sich genau Ihre **Infobroschüren** an. Die Pharmaindustrie, Kassen und Verbände stellen vielfältiges Material zur Verfügung. Viele taktieren mit erhobenem Zeigefinger und Verboten. Sinnvoller sind Broschüren, die motivieren und Ihre Patienten zu einer veränderten Lebensführung anregen.

Eine **Praxisbroschüre** ist die Visitenkarte und ein „Muss" für jede Praxis. Sie sollten dabei jedoch nicht auf Massenware, z. B. der Pharmaindustrie zurückgreifen. Sie sollte auf hochwertigem Papier gedruckt werden, denn an der Darstellung der Praxis darf auf keinen Fall gespart werden. Fotokopien sind nicht nur billig, sie sehen auch genauso aus. Besser sind individuelle, einmalige Broschüren mit allen Möglichkeiten der Darstellung. Sie heben sich dadurch von vielen anderen Praxen wohltuend ab. Sinnvolle Daten sollten enthalten sein wie:

- ❖ Anfahrtsskizze
- ❖ Parkmöglichkeiten
- ❖ Busverbindungen
- ❖ Sprechzeiten
- ❖ Telefon- und Notfallnummer

❖ Urlaubsregelung
❖ Das Team stellt sich vor
❖ Rezeptbestellungen
❖ Hausbesuchsregelung
❖ Geräte
❖ Diagnostiken
❖ Praxisphilosophie (Leitbild QM).

Eine Kernbotschaft ist die Aufzählung des Leistungsspektrums. Alle GKV- und Non-GKV-Leistungen werden kommuniziert.

Falls Sie einen Facharzttitel oder Zusatzbezeichnungen führen, können Sie in der Broschüre kurz und knapp den zeitlichen Ablauf der Ausbildung darlegen. Die Broschüre ist schließlich auch ein Instrument zur Imagebildung der Praxis!

Sie sollte in einer patientenorientierten Sprache verfasst werden. Es ist wenig hilfreich mit dieser Broschüre den Patienten Regeln zu erklären wie sie sich in der Praxis verhalten sollen!

Da diese Art der Darstellung nach unserem Kammerrecht nur innerhalb der Praxis stattfinden darf, sollte folgender Satz eingefügt werden:

Diese Broschüre dient ausschließlich als persönlicher Organisationshinweis für unsere Patienten und ist nicht zur Weitergabe an Dritte gedacht!

Selbstverständlich wollen Sie genau das Gegenteil, und darum würde ich diese Aussage möglichst klein, am besten in „6-Punkt-Schrift" aufdrucken.

Die Praxisbroschüre erhält jeder neue Patient. Auch bei telefonischen Anfragen neuer Patienten wird sie versandt!

Organisatorische Hinweise die plakatiert werden, sollten ebenfalls patientengerecht formuliert werden. Leider finde ich auch heute noch Anweisungen „aus praxisorganisatorischen Gründen" vor. Ich denke diese Gründe interessieren Ihre Patienten herzlich wenig. Sinnvoller ist es, die Vorteile zu kommunizieren, die der Patient dadurch hat, z. B. „damit es für Sie schneller geht."

■ *Checkliste Praxisambiente* ■

1 = Das ist unsere absolute Stärke
2 = Darin sind wir gut
3 = Naja, geht so
4 = Hier haben wir noch Möglichkeiten
5 = Hier besteht absoluter Handlungsbedarf

	1	2	3	4	5
In den Sprechzimmern gibt es keine Energiesparbirnen oder blendende Röhren.	☐	☐	☐	☐	☐
Die Räume werden weitgehend von Deckenflutern beleuchtet.	☐	☐	☐	☐	☐
Vor jedem Sprechzimmer gibt es einen (bronzierten) Spiegel.	☐	☐	☐	☐	☐
An den Wänden gibt es geschmackvolle Bilder.	☐	☐	☐	☐	☐
Unser Wartezimmer hat eine einheitliche Bestuhlung.	☐	☐	☐	☐	☐
Alle Stühle sind in einem einwandfreien Zustand. (Bitte selbst den Sitztest machen!)	☐	☐	☐	☐	☐
Unser Wartezimmer verfügt über eine Spielecke.	☐	☐	☐	☐	☐
Wir bieten ein reichhaltiges Lesezirkelangebot an.	☐	☐	☐	☐	☐
Ich schaue mindestens einmal in der Woche ins Wartezimmer, um u. a. einen Blick auf die vorhandene Literatur zu werfen.	☐	☐	☐	☐	☐
Wir führen eine quartalsweise wechselnde Wartezimmeraktion durch.	☐	☐	☐	☐	☐
Unsere Praxis hat eine Corporate Identity.	☐	☐	☐	☐	☐
Wir führen ein Logo.	☐	☐	☐	☐	☐
Das Logo befindet sich als Folie auf der Innenseite der Fenster, die zur Straße führen.	☐	☐	☐	☐	☐
Einheitliche Arbeitsbekleidung ist für uns selbstverständlich.	☐	☐	☐	☐	☐
Alle Teammitglieder tragen Namensschilder.	☐	☐	☐	☐	☐
Wir haben eine Praxisbroschüre, die jeder neue Patient ausgehändigt bekommt.	☐	☐	☐	☐	☐
Wir haben eine regelmäßig erscheinende Praxiszeitung.	☐	☐	☐	☐	☐
Wir führen einen Kontrollplan für die WC-Hygiene.	☐	☐	☐	☐	☐
Alle Türen sind beschriftet.	☐	☐	☐	☐	☐
Unsere organisatorischen Hinweise sind patientengerecht.	☐	☐	☐	☐	☐

Non-GKV-Leistungen

Oder: Die Rede ist die Kunst,
Glauben zu erwecken (Aristoteles)

Welche Möglichkeiten gibt es?

Für Hausarztpraxen ist es sinnvoll, mittelfristig, also in den nächsten 3 – 5 Jahren, einen Non-GKV-Umsatz von mindestens 20 % zu realisieren. Damit machen sie sich unabhängiger von den Schwankungen der jeweils gültigen Honorarordnung!

Fachärzte wie Dermatologen, Gynäkologen, HNO-Ärzte, Orthopäden, Augenärzte oder Urologen sollten deutlich mehr Non-GKV-Umsatz erzielen. Etwa um die 40 % sind notwendig, um die in diesen Gruppen zu erwartenden Einnahmeverluste aus der GKV kompensieren zu können. Die genannten 20 bzw. 40 % sind die untere Basis. Nach oben sind selbstverständlich keine Grenzen gesetzt!

Selbst die KV'en haben sich in letzter Zeit für diese Leistungen engagiert, weil sie erkannt haben, dass alleine mit den Einnahmen aus der GKV auf Dauer keine Praxis zu führen sein wird.

Welches Potenzial hat der gesamte GKV-Markt? Zur Zeit werden ca. 270 Milliarden EUR im gesamten Gesundheitsmarkt ausgegeben, 140 Milliarden alleine im Non-GKV-Bereich.

Wichtig ist es, dass darin auch **Leistungen in Höhe von 21 Milliarden EUR enthalten sind, die auch von niedergelassenen Ärztinnen oder Ärzten erbracht werden können.** Das ist immerhin fast genauso viel, wie die niedergelassenen Ärzte 2001 aus der vertragsärztlichen Versorgung erhalten haben und etwa **15 % des gesamten Non-GKV-Bereiches! 21 Mrd. EUR stehen also zur Disposition,** Einnahmen, die von Ihnen getätigt werden können und in sehr vielen Fällen auch besser von Ärztinnen oder Ärzten erbracht werden sollten!

Weitere wichtige Fakten sind:

- ❖ **20 % der Bevölkerung führen einen präventiven Lebensstil.** Sie treiben Sport, ernähren sich bewusster als andere und sind daher auch bereit für präventive Maßnahmen selbst zu zahlen. Z. B. treiben ca. 5 Millionen Bundesbürger Sport in Fitnessstudios.
- ❖ **40 % der Bevölkerung sind nach Umfragen bereit, je nach Leidenssituation selbst dazu zu zahlen.** Das sind beispielsweise Patienten, die für die Akupunktur, die Lasertherapie oder eine Ernährungsberatung in Frage kommen.
- ❖ **40 % lehnen jede eigene Beteiligung, über die Kassenbeiträge hinaus, ab.** Viele ernähren sich ungesund, rauchen und trinken. Wenn sie jedoch krank werden, soll die Allgemeinheit dafür gerade stehen! Falls Sie an einen solchen Patienten geraten, brauchen Sie sich nicht zu wundern, falls er Ihre Angebote ablehnt.

Welche Umsatzchancen ergeben sich daraus für jede Praxis?

Teilen wir die 140 Mrd. EUR, die in Deutschland im Non-GKV-Bereich ausgegeben werden durch die Anzahl der Bundesbürger, so erhalten wir statistisch ca. 1700 EUR pro Einwohner!

Nehmen wir nun die 15 % davon, die für Leistungen ausgegeben werden, die Ärztinnen oder Ärzte erzielen können, so erhalten wir immerhin 255 EUR pro Bürger!

Bei einer 1000-Fälle-Praxis unterstellen wir ein stabiles Kontaktvolumen von vorsichtig gerechnet 1500 Patienten im Jahr, denn diese Praxis hat ja nicht in jedem Quartal die gleichen Patienten.

Multiplizieren wir nun 1500 Patienten mit 255 EUR, so erhalten wir die erstaunliche Zahl von ca. **380 000 EUR die statistisch in einer 1000-Fälle-Praxis umgesetzt werden können.**

Das ist selbstverständlich nur eine theoretische Größe, da jede Praxis nur einen kleinen Teil der Leistungen anbietet die aus dem gesamten Non-GKV-Bereich in Frage kommt.

Das Potenzial ist also da und das in jeder Praxis, gleich in welchem Bundesland. In allen Bundesländern, auch in Gebieten mit hoher Arbeitslosigkeit florieren z. B. die Fitnessstudios. Dort zahlen die Mitglieder bis zu 700 EUR per anno.

Wirklich sinnvoll wird die Leistungsanbietung jedoch erst, wenn man mit Kolleginnen und Kollegen kooperiert und die vorhandenen Potenziale gemeinsam nutzt. Die eigenen wären sonst gering und zu schnell erschöpft. Als Berater erlebe ich es immer wieder, Non-GKV-Felder werden eröffnet, die Umsatzkurve steigt im ersten Jahr der Leistungserbringung rasant an, bis ca. zum 3. oder 4. Jahr. Nun stagniert das Geschäftsfeld und die Umsatzkurve flacht danach sehr schnell wieder ab, denn die eigenen Patienten die für diese Leistungen in Frage kommen sind naturgemäß endlich.

Da man keinen Bauchladen von Leistungen anbieten sollte (siehe Kap. „Spezialisierung") hat man von diesem Punkt an mit sinkenden Einnahmen aus dem betreffenden Geschäftsfeld zu rechnen, es sei denn man kann Kollegen und Kolleginnen motivieren deren Patienten zu schicken!

Oberster Grundsatz in dieser Wettbewerbskooperation: **Niemand rekrutiert fremde Patienten!** (siehe Kap. „Unternehmenskonzepte, Vernetzung").

Es gibt in diesen Selbstzahlerkooperationen für jede alternative Therapieform **ein Vielfaches an Patienten.** Falls sich eine Gruppe von ca. 5 – 10 Ärztinnen oder Ärzten einig ist, das

Potenzial gemeinsam zu vermarkten, ergeben sich völlig neue Perspektiven (Abb. **24**).

❖ Hat Arzt A, der die Ernährungsberatung durchführt, vielleicht 3 oder 4% Patienten die dafür in Frage kommen, so potenziert sich die Anzahl der Patienten, falls sich seine Mitstreiterinnen und Mitstreiter einig sind. Patienten mit Gewichtsproblemen werden dann konsequenterweise zu ihm überwiesen.

❖ Ärztin B, die sich seit Jahren auf die Schmerztherapie konzentriert hat und auch die Akupunktur als Selbstzahlerleistung anbietet, bekommt selbstverständlich von Arzt A und allen anderen kooperierenden Partnern diese Patienten zugewiesen.

❖ Arzt C hat sich seit einiger Zeit auf die Raucherentwöhnung spezialisiert und dabei auch beträchtliche Erfolge zu verzeichnen. Es ist daher für die gesamte Gruppe nur konsequent diese Kunden zu ihm zu schicken.

Das Schöne daran ist, dass alle für ihre Spezialisierung werben dürfen, wie das ein Urteil des Bundesverfassungsgerichts ausführt.

Niedergelassene Ärztinnen und Ärzte sind jedoch zumeist Einzelkämpfer. Selbst wenn sie in Kooperationen tätig sind, ist diese Denkstruktur noch vorhanden. **Das eigene Handeln endet häufig an der Praxistür.**

Viele haben schlechte Erfahrungen gemacht. Bei der Niederlassung spürten sie den heftigen Gegenwind, der aus anderen Praxen

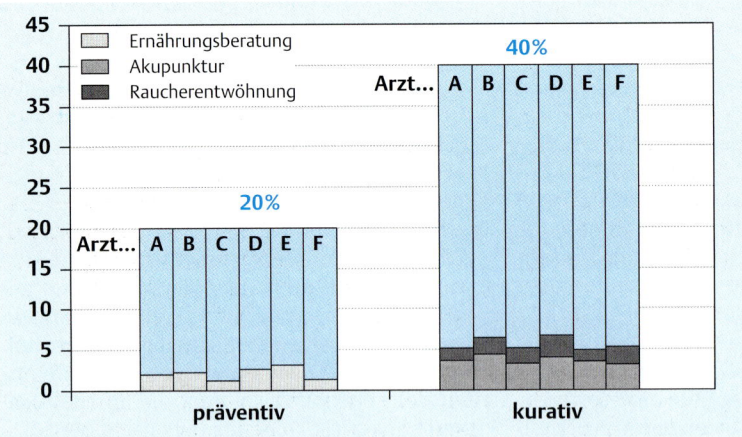

Abb. **24** Selbstzahlerleistungen gemeinsam anbieten.

wehte. Der enger werdende Gesundheitsmarkt tat sein Übriges dazu. Jedoch aus genau diesem Grund ist ein Umdenken und „Umhandeln" unumgänglich. Die alten Handlungsweisen bergen das Risiko, Umsatzchancen zu verspielen. Nur im Verbund entsteht ein Potenzial, welches es ermöglicht, unabhängiger von der GKV zu werden. Dazu bedarf es einiger Absprachen und Spielregeln, an die sich alle halten müssen, um wirklich erfolgreich zu sein:

❖ **Die Mitglieder der Selbstzahlerkooperation sehen sich als Wettbewerbsgemeinschaft.** Es gilt die Gemeinschaft zu stärken, um dadurch selbst erfolgreicher zu werden. Es geht also nicht um Altruismus, sondern letztlich um puren Egoismus!

❖ Das bedeutet, dass jeder Patient, der für eine Behandlung eines Netzkollegen in Frage kommt, konsequent auf diese Möglichkeit aufmerksam gemacht wird.

❖ **Jeder Patient wird nach der Behandlung stets zum Zuweiser zurückgeschickt.** Das ist zumindest zu Beginn der Zusammenarbeit eine wichtige Voraussetzung, um Vertrauen zu bilden. Dieses Vertrauen ist notwendig, um das Einzelkämpferdenken verlassen zu können. Selbstverständlich wird es nicht in allen Fällen möglich sein die Patienten davon zu überzeugen, die frühere Praxis wieder aufzusuchen. Der Wille dazu muss jedoch erkennbar sein.

❖ Später ist es durchaus vorstellbar und sinnvoll, dass sich Patienten mit ihren bestimmten Problemen oder Grunderkrankungen auch in einer bestimmten Praxis ansammeln. Das dient letztlich den Patienten und der Praxis.

❖ **Der Zuweiser erhält eine kurze schriftliche Information über den Verlauf der Therapie.** Das zeigt die Ernsthaftigkeit der Kooperation und hilft dem Zuweiser im weiteren Verlauf in der Zusammenarbeit mit den betreffenden Patienten. Den Patienten wird durch dieses Vorgehen die Professionalität der Kooperation bewusst. Darüber hinaus werden sie sich innerhalb dieses Verbundes gut betreut fühlen.

❖ **Man verpflichtet sich zu regelmäßigen Treffen, an denen alle Mitglieder teilnehmen.** Dieser Punkt ist der entscheidende für den Erfolg des Verbundes. Leider sieht die Wirklichkeit in vernetzten Strukturen

häufig anders aus. Meist gibt es 10% Macher, 40% Ärztinnen und Ärzte die nur schwer zu motivieren sind und 50% Trittbrettfahrer. **Für ein Selbstzahlernetz ist dies undenkbar.**

Erfolgreiche Selbstzahlerkooperationen erfordern engagierte Mitglieder

Bei jedem Treffen des Netzes, z.B. alle 3 Monate, stellt jedes Mitglied **eine oder zwei interessante Kasuistiken** vor. Diese Fallbeschreibungen sollten professionell vorbereitet und präsentiert werden. Dadurch wird bei den Zuhörern erst einmal ein Bewusstsein geschaffen, welche Möglichkeiten oder Therapieformen die Kolleginnen und Kollegen anzubieten haben. Ich habe es schon häufiger erlebt, dass durch dieses Vorgehen ein Aha-Effekt entstand: „Ja wenn ich genau gewusst hätte welche Möglichkeiten Sie haben, hätte ich Ihnen schon eher Patienten geschickt." Diese Äußerung z.B. habe ich bei einer Diskussion in einem Selbstzahlernetz aufnehmen können.

Es ist also tatsächlich entscheidend, **den Kolleginnen und Kollegen die Möglichkeiten darzustellen.** Die Netztreffen werden dadurch zu Erfolgsgaranten für die Zusammenarbeit. Wer daran nicht teilnimmt, beraubt sich selbstverständlich auch der wirtschaftlichen Möglichkeiten des Netzes.

❖ **Alle Netzteilnehmer verpflichten sich zur Weiterbildung in ihrem Fachbereich und berichten darüber. Gleichzeitig sollten selbstverständlich die besten technischen Möglichkeiten zum Einsatz kommen.**

❖ **Die Gruppe erstellt eine „Gelbe Liste" der teilnehmenden Praxen und hält diese mit den entsprechenden Leistungen auf dem neuesten Stand.**

Um den Grundstein für eine solche Kooperation zu legen, sind 2, 3 oder 4 Praxen ausreichend. In diesem kleinen Kreis kann die Zusammenarbeit zuerst einmal erprobt und gelebt werden. **Die überschaubare Gruppe bietet zudem die Gewähr, dass Vertrauen zueinander aufgebaut werden kann.** Später können selbstverständlich noch weitere Praxen dazu stoßen. Es sollten jedoch nicht mehr als

10 bis 12 Teilnehmer sein, da sonst der Verwaltungsapparat und die Treffen zu umfangreich werden.

In größeren Netzen kann es sinnvoll sein mehrere Selbstzahlerzirkel zu installieren. Natürlich können einzelne Leistungen auch von z. B. 2 Praxen gleichzeitig angeboten werden. Diese Konstellation birgt jedoch die Gefahr, dass Unruhe in den Verbund hineingetragen wird.

Wichtig ist es, dass jede Praxis ihren Selbstzahlerschwerpunkt klar definiert.

Soll die Gruppe erweitert werden, ist es sinnvoll, Ausschau nach Ärztinnen oder Ärzten zu halten, die das Leistungsspektrum des Netzes erweitern.

Wie bietet man Non-GKV-Leistungen an?

Die Schwierigkeit für viele Mediziner liegt darin, diese Leistungen aktiv an die Patienten, oder sollte man besser Kunden sagen, zu bringen. Das Selbstverständnis ihres Berufs lässt es häufig nicht zu, Patienten etwas anzubieten, das nicht von der Krankenkasse übernommen wird. Damit befinden sie sich im Einklang mit vielen Patienten, die immer noch die Meinung vertreten, dass alle Kosten, die innerhalb der Praxis entstehen, von den Kassen getragen werden.

Glaubenssätze

Ein Beispiel dazu habe ich vor einigen Jahren erlebt:

Ein hausärztlich tätiger Internist, Alter 52 Jahre. Die Ehefrau führt ein Gewerbe, Ernährungsberatung, inkl. Diätmittelverkauf. Sie ist damit sehr erfolgreich, was viele Kunden bestätigen.

Eine Patientin, 62 Jahre, Diabetikerin mit Hypertonie und Fettstoffwechselstörungen, ist im Gespräch mit ihrem Hausarzt. Nach zwei Minuten äußert die Patientin, was bis dahin nicht Thema des Gespräches war: „Herr Doktor ich werde immer dicker!" Der Internist geht nicht darauf ein, er spricht weiter über die Hochdruckeinstellung. Nach einer weiteren Minute: „Herr Doktor, ich muss mir immer wieder neue Kleider kaufen, weil die alten nicht mehr passen!" Ihr Arzt ging wieder nicht auf das Thema ein.

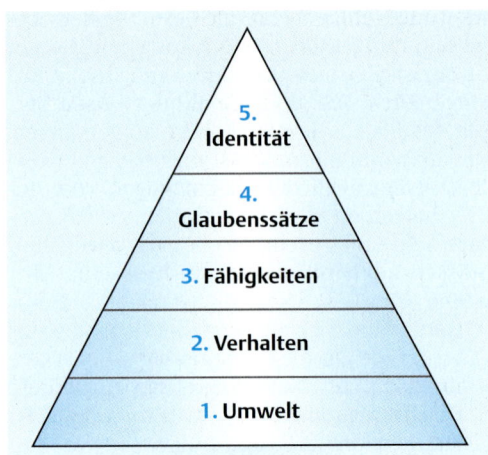

Abb. **25**   Prinzip der logischen Ebenen (nach Robert Dilts).

Nach dem Gespräch habe ich ihn gefragt, was der Grund war, keine Ernährungsberatung bei seiner Frau anzubieten. Die Antwort war bezeichnend: „Ich habe ihr schon oft genug gesagt, dass sie ihr Gewicht reduzieren soll, aber das Gewerbe kann ich doch nicht anbieten!" – Er glaubte, dass es unethisch sei, diese Leistungen anzubieten.

Ursächlich für dieses Verhalten ist die eigene Psyche. Es sind Glaubenssätze wie oben beschrieben – „das kann ich als Mediziner nicht anbieten." Diese Glaubenssätze resultieren aus der Identität und dem Selbstverständnis als Arzt. Dieses Selbstverständnis hat sich in den letzten Jahren deutlich verändert. Daher haben junge Mediziner seltener solche limitierenden Glaubenssätze.

Schauen wir uns einmal das **Modell der logischen Ebenen** an, weil es sehr anschaulich verdeutlicht was Glaubenssätze bedeuten (Abb. **25**)!

Robert B. Dilts schreibt dazu: Das Gehirn ist wie praktisch jedes biologische oder soziale System in Form von Ebenen organisiert. Das Gehirn hat verschiedene Verarbeitungsebenen. Das ist der Grund, weshalb verschiedene Ebenen des Denkens und des Seins existieren. Wenn wir das Gehirn verstehen oder Verhaltensweisen verändern wollen, müssen wir uns mit den unterschiedlichen Ebenen befassen. Das Gleiche gilt auch innerhalb des Systems eines Unternehmens, in welchem es verschiedene Organisationsebenen gibt.

Aus psychologischer Sicht scheint es fünf Ebenen zu geben, mit denen man am häufigsten arbeitet. Die grundlegende Ebene ist die Umgebung, in der Sie leben, d. h. Ihre äußeren Einschränkungen. Sie wirken auf diese Umgebung durch Ihr Verhalten ein. Ihr Verhalten wird durch Ihre mentalen Landkarten und Strategien gesteuert, welche Ihre Fähigkeiten definieren. Diese Fähigkeiten werden mithilfe von Glaubenssystemen organisiert (Robert B. Dilts, die Veränderung von Glaubenssystemen, Junfermann Verlag, Paderborn 1993).

Das bedeutet nichts anderes als: Man kann sich seine eigenen Glaubenssätze nicht „ausreden", auch nicht, wenn man scheinbar davon überzeugt ist, das sie hinderlich oder falsch sind.

Beispiel: Bis vor einiger Zeit haben viele Verkaufsleiter in Unternehmen geglaubt, sie könnten ihre unterdurchschnittlichen Verkäufer zu mehr Abschlüssen bringen, indem sie ihre Fähigkeiten und Verhalten im Verkaufsgespräch trainierten. Das funktionierte bei den meisten nur kurzfristig und sehr bedingt, weil die höhere Ebene der Glaubenssätze ihnen z. B. sagte: „Ich bin ein schlechter Verkäufer." Oder: „Eigentlich bin ich Lehrer und kein Verkäufer."

Glaubenssätze sind wie gesagt sehr zäh. Dazu eine kleine Anekdote von Robert B. Dilts:

Ein Patient glaubt, er sei eine Leiche! Leichen essen und trinken bekanntlich nichts, da sie so etwas nicht benötigen. Der Patient kommt natürlich dahin, wo er mit seiner Störung hingehört, zu einem Therapeuten. Dieser spricht stundenlang mit dem Patienten, kann ihn aber letztlich nicht davon überzeugen, dass er lebt.

Plötzlich kommt ihm die rettende Idee. Er fragt: „Sagen Sie, bluten Leichen?" Die Antwort kommt prompt: „Nein, natürlich nicht." „Sind Sie damit einverstanden, dass ich Sie mit einer Nadel in den Finger steche?" Da der Patient eine Leiche ist und Leichen nicht bluten, gibt er großzügig sein Einverständnis. Der Therapeut zückt eine Nadel und sticht zu. Was passiert: Blut strömt aus der Wunde, darauf der Patient: „Ach du lieber Gott, ich habe mich geirrt – Leichen bluten ja doch!"

Eine lustige Geschichte, die jedoch den Kern der Sache trifft. Nicht einmal ein Beweis für einen „falschen" Glaubenssatz kann diesen so schnell ändern. Da muss schon einiges mehr passieren!

Glaubenssätze sind natürlich auch, von einer Therapie nicht überzeugt zu sein. Insbesondere betrifft das Therapien, die außerhalb der Schulmedizin liegen. Meine Empfehlung ist: Leistungen, von denen Sie keinesfalls überzeugt sind, sollten Sie nicht anbieten. Sie wirken unglaubwürdig und Sie werden über kurz oder lang diese Leistungen meiden.

Ich kenne den Fall eines Allgemeinarztes, der sich für 10 000 EUR ein O-2-Gerät angeschafft hat. Die Maschine war eine Woche in Betrieb, danach verschwand sie ungenutzt hinter einem Vorhang!

Glaubenssätze sind *erworbene Wahrnehmungstendenzen die unsere innere Kommunikation beeinflussen* (Antony Robbins, Das Power Prinzip, Heyne Verlag, München 1991).

Letztlich heißt das, dass wir unsere Glaubenssätze in der Vergangenheit selbst erzeugt haben und was selbst erzeugt wurde, muss auch veränderbar sein!

Was kann man unternehmen, wenn man limitierende Glaubenssätze erkannt hat und bereit ist diese zu verändern?

Der erste Schritt ist es, alternative Glaubenssätze zu finden, wie z. B.: Es ist sinnvoll für Ärzte, ihren Patienten Non-GKV-Leistungen anzubieten!

Die Folgen die sich daraus ergeben, sollten Sie immer wieder gedanklich, natürlich positiv, durchspielen (halluzinieren). Sie geben Ihrem Gehirn damit das Signal, dass diese Glaubenssätze gut und richtig für Sie sind. Das Gehirn ist tatsächlich nicht in der Lage, vergangene Bilder von zukünftigen oder gegenwärtigen zu unterscheiden!

Falls Sie das nicht glauben, nehmen Sie sich nun zwei Minuten Zeit und schließen die Augen. Stellen Sie sich vor, Sie sitzen in Ihrem Lieblingsrestaurant. Gerade eben wird Ihnen ein exzellentes Menü serviert und Sie nehmen den Duft Ihrer Lieblingsspeise wahr. – Nun was macht Ihr Speichelfluss? In den meisten Fällen wird Ihnen „das Wasser im Mund zusammenlaufen". Das ist nichts anderes als die Reaktion auf ein zukünftiges oder fiktives Erlebnis! Ihre unbewussten Teile nehmen diese Bilder als real an.

Ein zweites Beispiel: Sie sitzen im Kino und schauen sich einen Film an, der unter die Haut geht, „Das Schweigen der Lämmer" oder etwas Ähnliches. Bei fast jedem von uns werden Reaktionen spürbar sein, die absolut nicht bewusst gesteuert sind. Die Nackenhaare stellen sich auf, Gänsehaut entsteht und ein merkwürdig kribbelndes Gefühl. Nun kann man wirklich nicht sagen, dass im Kino zu sitzen und auf die Leinwand zu sehen eine Situation sei, vor der man sich fürchten müsse. Ihre Reaktionen sind also beileibe keine bewusst gesteuerten. Auch hier nehmen Ihre unbewussten Teile die Situation als gegeben hin und reagieren entsprechend!

Sie können Ihrem Gehirn auch positive Dinge signalisieren, z. B. dass der neue Glaubenssatz erfolgreich und gut für Sie ist. Damit haben Sie eine gute Chance etwas zu bewirken und limitierende Glaubenssätze zu verändern.

Falls Sie die ersten positiven Erfahrungen mit dem Verkauf von Non-GKV-Leistungen haben, lassen Sie sich diese von den Patienten bestätigen und das immer wieder. Diese Bestätigungen werden die neuen Glaubenssätze festigen.

Zusammenfassend kann man sagen: Glaube zu mobilisieren heißt Energie aktivieren!

Erfolg bewirkt Erfolg

Wir erleben es immer wieder, erfolgreichen Menschen werden immer weitere Erfolge zuteil. Wer Erfolg hat, dem fallen weitere Erfolge „in den Schoß." Die Ursache dafür ist sehr simpel: Es ist der Glaube dieser Menschen an ihren Erfolg! Sie haben ihr Unterbewusstsein auf Erfolg programmiert und die unbewusst arbeitenden Ebenen des Gehirns nehmen daher jede Chance wahr die sich bietet, um weitere Erfolge zu erreichen.

Menschen die nicht an ihren Erfolg glauben, haben daher auch logischerweise keine dieser Möglichkeiten! Der Glaube an Einschränkungen limitiert daher tatsächlich. Denn damit geben Sie Ihrem Gehirn das Signal, dass etwas nicht funktionieren wird, weil Sie nicht davon überzeugt sind, dass Sie es durchführen können. Wenn Sie sich immer wieder bestätigen, dass Sie zu etwas nicht in der Lage sind, werden Sie dazu auch nicht fähig sein!

Der Mensch ist das woran er glaubt
Anton Tschechow

Oder wie Vergil es ausgedrückt hat: *Sie können es, weil Sie glauben, dass Sie es können!* Und damit trifft er den Nagel auf den Kopf. Alles was wir tun, können wir lediglich, weil wir daran glauben, dass wir es können. Wenn wir es nicht glauben würden, könnten wir es auch nicht! Denken Sie einmal darüber nach, das ist ein überaus spannendes Thema.

Das Thema der Glaubenssätze wird in meinem Buch *Kommunikation in der Medizin* (Ecomed Verlag 2002) noch intensiver beleuchtet!

Allgemeines zum Verkaufsgespräch

❖ **Falls Sie Non-GKV-Leistungen anbieten, sprechen Sie nie von Kosten.** Sprechen Sie besser von *Investition*. Bei einer Investition weiß jeder, dass er etwas für sein Geld bekommt. Bei Kosten ist das nicht der Fall. Bezeichnen Sie Ihren Preis als seinen *Eigenanteil*. Das klingt wesentlich positiver und der Patient bekommt genau das mitgeteilt, nämlich dass **er seinen Teil** dazu beitragen muss, wenn sich sein Zustand verbessern soll. Manchmal beträgt der Eigenanteil auch 100 %!
Der Anteil, den Sie mit in das Geschäft bringen, ist ein akzeptabler GOÄ-Steigerungssatz!
Eine gute Formulierung ist: „Ihre Investition für diese Leistung sind XX EUR, als Ihr Eigenanteil!"

❖ **Bieten Sie den Patienten die Leistung mit Ihren guten Erfahrungen und Erfolgen an,** die Sie mit dieser Therapie gemacht haben. Ihre Patienten wollen Ihre Meinung hören! Die Meinung des Geräteherstellers oder der Pharmaindustrie interessiert die Menschen daher wenig oder gar nicht.

❖ **Sprechen Sie den Patienten persönlich an.** Reden Sie nicht nur allgemein von den Vorteilen der Methode, sondern verkaufen Sie die *Vorteile für ihn*: „*Sie* haben dadurch die Möglichkeit (Chance) usw. Möglichkeiten und Chancen sind positive Begriffe die Vorteile signalisieren! Diese Begriffe sind auch aus einem weiteren Grund sinnvoll. Falls Sie den Therapieerfolg als gegeben hinstellen:

„Sie werden besser aussehen", geben Sie eine Erfolgsgarantie, und das kann keine Leistung bieten!

> **Kein Patient kauft eine Leistung!**
> **Das Einzige was er bereit ist zu kaufen**
> **sind Vorteile oder Nutzen!**

Sie kaufen kein Auto um des Autos willen, sondern wegen des Nutzens, den das Fahrzeug verspricht: Hausbesuche durchführen, zur Praxis fahren o. ä.

❖ Absolut professionell ist der Verkauf, den Patienten sinnesspezifischen Nutzen anzubieten.

Beispiel Cellulite: „Mit dieser Methode haben Sie die *Chance,* sich beim Baden am Strand wieder wohl *zu fühlen.* Die Blicke anderer werden Ihnen dann wieder *angenehm* sein.

Beispiel Gewichtsreduktion: „Sie haben dann die Möglichkeit, wieder Komplimente über Ihre Figur *zu hören.* Oder: „Sie haben die Chance sich im Spiegel wieder gerne *zu sehen.*"

Bei diesen Beispielen wird der Patient innerlich die sinnesspezifischen Aussagen reproduzieren und die Vorteile hören, sehen und fühlen. Er wird davon beeindruckt sein!

Es ist die hohe Schule des Verkaufs, den bevorzugten Repräsentationskanal der Patienten herauszufinden und zu nutzen. Der Hintergrund ist der: In jeder Sekunde erhalten wir über 1000 Informationen aus unserer Umwelt. Es sind visuelle, auditive, kinästhetische, olfaktorische und gustatorische Informationen. Eine zentrale Rolle spielen dabei das Sehen, Hören und Fühlen!

> **Unser Gehirn ist nur in der Lage**
> **sieben plus/minus zwei Informationen**
> **gleichzeitig zu verarbeiten.**

Daher hat im Laufe seiner Entwicklung jeder Mensch gelernt, in bestimmten Situationen einen dieser Repäsentationskanäle bevorzugt zu nutzen. Er ist daher empfänglicher für Botschaften, die auf diesem Kanal gesendet werden.

Bei guten Autoverkäufern habe ich das Verkaufen, unter Berücksichtigung der Empfänglichkeit für verschiedene Kanäle bei Kunden, beobachtet.

❖ Einem Kunden, der den visuellen Kanal bevorzugte, bot der Verkäufer das Fahrzeug mit optischen Aspekten an. Die tolle Farbe, der Chrom und die runden Formen wurden betont.

❖ Dem Kunden, der eher den kinästhetischen Zugang nutzte, wurden die straffen Sitze, das angenehme Lederlenkrad, die Klimaanlage sowie die Lederausstattung und das gute Gefühl bei schnellen Kurvenfahrten angeboten.

❖ Für den auditiven Kunden, hatte der Verkäufer den tollen Motorklang, den Auspuffsound, die Stereoanlage und den satten Klang beim Türenschließen im Angebot.

Wohlgemerkt alle Vorteile für das gleiche Fahrzeug und wahrheitsgemäß!

Man könnte versucht sein, das als „verkäuferische Tricks" abzutun. Ich sehe das etwas anders: Der Verkäufer betrieb lediglich Marketing. Er fand heraus, was jeder Kunde suchte und brauchte. Daraufhin bot er genau das an was der Kunde wünschte!

Diese Art des Verkaufs wird Ihnen jedoch erst nach einem guten Training möglich sein, denn die entscheidende Frage ist: Mit welchem Repräsentationskanal spreche ich meinen Gesprächspartner am besten an?

Anregungen dazu bietet auch: *„Fair verkauft (sich) gut"* von J. O'Connor (Verlag für Angewandte Kinesiologie GmbH, Freiburg).

❖ **Sollten Ihre Angebote trotzdem nicht angenommen werden, dürfen Sie nicht enttäuscht reagieren!** Das ist unprofessionell und das Anbieten oder Verkaufen von Leistungen gehört nun einmal zu Ihrem Beruf. Wenn Sie sich in einem Autohaus für ein Fahrzeug interessieren und letztlich doch nicht kaufen, wird ein guter Verkäufer nicht gleich beleidigt sein, denn er wird Sie langfristig trotzdem als Käufer binden wollen.

❖ **Vergessen Sie den Ausdruck „IGEL-Leistungen".** Die Bezeichnung ist durch die Diskussionen in den letzten Jahren z.B. von den Kassen negativ besetzt worden. Außerdem stechen Igel und sind daher nicht für jeden Patienten Sympathieträger. Werten Sie diese Leistungen auf und bezeichnen Sie sie als **besondere Leistungen** Ihrer Praxis!

Drei technische Tipps zum Anbieten von Non-GKV-Leistungen:

❖ **Nutzen Sie für jedes Argument nur einen Satz.**
Wenn Sie alle Vorteile in einen Satz packen, wird wahrscheinlich nur einer in Erinnerung bleiben, in der Regel der letztgenannte und der Rest wird vergessen.

❖ **Wenn Sie Ihr entscheidendes Argument nennen, betonen Sie es.**
Etwa so: „Und nun komme ich zum größten Vorteil für Sie." Damit schaffen Sie sich einen starken Auftritt für Ihr bestes Argument. Ihr Gegenüber wird diesen Vorteil gespannt aufnehmen.

❖ **Wirklich Wichtiges sollten Sie nach einiger Zeit wiederholen.**
Es ist optimistisch zu glauben, dass Ihr Kunde alles in Erinnerung behält was Sie ihm im Laufe eines Gespräches kommuniziert haben.

Zusammenfassend die Reihenfolge des Gespräches:
1. Kurze Schilderung der Situation des Patienten. Erkrankung und bisherige Therapieversuche. Definieren Sie die Einschränkungen die Ihr Patient durch die jetzige Situation hat.
2. Therapieziel aufzeigen.
3. Vorteile und eigene Erfahrung der angebotenen Methode darstellen.
4. Ergebnis bildhaft darstellen. „Das bedeutet für Sie…" Lassen Sie ihn erleben wie es ist, wenn das Therapieziel erreicht ist. Sie schaffen damit eine typische win-win-Situation!
5. Akzeptanzfrage. Stellen Sie unbedingt die Akzeptanzfrage sofort und schicken den Patienten nicht nach Hause zum Überlegen!
Jeder Verkäufer hat das Recht, als Abschluss des Verkaufsgespräches diese Frage zu stellen. Jetzt ist die Chance deutlich besser, dass die Zustimmung gegeben wird. Denn die Vorteile sind Ihrem Patienten noch präsent. Falls er noch Bedenken bekommen sollte, kann er immer noch zurücktreten.

Ich denke jedoch, durch eine Zustimmung wird er sich sehr wahrscheinlich positiv auf Ihre Leistung einstellen.

Ich habe dieses Vorgehen einmal in einem Workshop empfohlen. 4 Tage später rief mich einer Ihrer Kollegen begeistert an: „Sie haben völlig recht gehabt. Früher schickte ich die Patienten immer nach Hause zum Überlegen. Nicht einmal 20 % haben sich danach gemeldet. Wenn ich sie nun direkt frage, erhalte ich zu 80 % ein O.K."

Es ist hilfreich, zu Beginn des Anbietens von Non-GKV-Leistungen, diese fünf Stufen aufzuschreiben und auf dem Schreibtisch zu platzieren, evtl. in der Schreibtischunterlage. Bei Bedarf liegen sie dann immer bereit!

> Was immer Du sagst, sage es kurz, und sie werden Dir zuhören.
> Sag es klar, und sie werden es verstehen.
> Sag es bildhaft, und sie werden es im Gedächtnis behalten.
>
> *Joseph Pulitzer*

Gewerbliche Aktivitäten

Immer wenn etwas verkauft bzw. gehandelt wird, sind es gewerbliche Aktivitäten, die dem Gewerbesteuerrecht unterliegen. Das beginnt schon bei der Tasse Kaffee, den Telefongebühren oder Fotokopien, die Sie in der Praxis verkaufen, außer Sie können diese nach GOÄ abrechnen. Dabei ist es unerheblich, ob dabei ein Gewinn entsteht oder nicht. In allen Fällen werden Ihre gesamten Einnahmen aus der ärztlichen Tätigkeit mit der Gewerbesteuer infiziert. Sie sollten daher peinlich genau die Spielregeln einhalten, die das Steuerrecht vorschreibt:

❖ **Kein Verkauf in den Praxisräumen.** Das Gewerbe muss über eigene Räume mit eigenem Eingang verfügen. Zu Beginn der gewerblichen Aktivitäten begeben sich einige Ärzte in eine Grauzone. Man weiß ja noch nicht, ob das Gewerbe erfolgreich zu führen sein wird. Also nutzt man vorübergehend die Praxisräume außerhalb der Sprechzeiten und macht dafür mit dem Betreiber des Gewerbes einen offiziellen Miet- oder Nutzungsvertrag. Das schränkt natürlich das Publikum ein, das man ansprechen kann, da das Gewerbe nur am Abend zur Verfügung steht.

❖ **Der offizielle Betreiber des Gewerbes dürfen nicht Sie sein.** Vorzugsweise nimmt man dazu Familienangehörige.

Weitere wichtige Hinweise:
❖ Im Gewerbebetrieb dürfen Sie **nicht „beraten",** denn das ist eine ärztliche Tätigkeit. Sie würden damit in einer Zweigstelle Ihrer Praxis arbeiten, und das ist nicht erlaubt. Wenn Sie dagegen **„informieren",** sind Sie auf der sicheren Seite.

❖ Bei der Gründung des Gewerbes immer einen **Steuerberater** einschalten.
❖ Machen Sie erst eine **Marktanalyse,** bevor Sie ein Produkt in den Markt bringen. Gute Informationsquellen sind Pharmareferenten, die schon lange im Gebiet sind. Sie können Ihnen sagen, welche Praxis in der Nähe z. B. die Ernährungsberatung durchführt.
❖ Überdenken Sie genau, ob es als Einzelkämpfer Sinn macht, noch weitere Stunden für den Beruf zu opfern, oder ob es nicht sinnvoller ist, mit anderen **zu kooperieren** und sich Risiko, Zeitaufwand und Kapitaleinsatz zu teilen.

Die eigene Internetadresse

Die Werbemöglichkeiten für niedergelassene Ärzte sind beschränkt. Ob es werbewirksam ist, spezielle therapeutische oder diagnostische Möglichkeiten der Praxis in der Tagespresse bekannt zu geben, darüber mag man streiten. Unstrittig ist jedoch, dass die elektronischen Medien auf dem Vormarsch sind. Das Internet wird von immer mehr, insbesondere von jungen oder gut situierten Patienten genutzt. Viele stellen schon heute, insbesondere bei der Facharztsuche oder bei der Suche nach Angeboten im Selbstzahlerbereich, im Internet Recherchen an, um geeignete Angebote zu finden. Sie sollten nicht warten, bis alle Patienten dieses Medium akzeptieren, sondern schon heute eine Vorreiterrolle spielen, um auch in Sachen elektronische Medien die Nase vorn zu haben.

Darüber hinaus ist das Internet besonders für Fachärzte interessant geworden. Viele Zuweiser informieren sich gerne mit diesem Medium über Facharztpraxen. Auch junge, das Internet häufig nutzende Hausärzte, sind gerne gewillt, diese Informationsquelle zu nutzen.

Folgende Informationen können Sie ins Netz stellen:

❖ Die gängigen **Hinweise für Patienten,** wie z.B. Name der Praxis, Adresse, Wegbeschreibung, Telefonnummern, E-mail-Adresse, Sprechzeiten, Buslinien, Parkmöglichkeiten oder behindertengerechte Einrichtung der Praxis.

❖ **Zugehörigkeit zu Praxisnetzen** und deren Aufgabenstellung.

❖ **Fotos** der Ärzte, am besten beim Patientengespräch und des gesamten Teams bei der Arbeit. Besonders wichtig ist ein Bild der Anmeldung, als Visitenkarte der Praxis.

❖ **Fremdsprachenkenntnisse von Arzt und Helferinnen** können kommuniziert werden.

❖ **Qualifikationen und Weiterbildungen der Ärzte** können dargestellt werden, auch solche, die nicht zu den bekannten Weiterbildungen gehören. (Obwohl die Kammern zur Zeit versuchen, solche Informationen zu untersagen.)

❖ **Links** (Verknüpfungen) zu den regionalen Krankenhäusern, Selbsthilfegruppen oder Vergiftungszentralen dürfen nicht fehlen. Weitere mögliche Links können zu Zeitungen, medizinischen Verlagen oder sonstigen Informanten für Gesundheitsinformationen führen.

❖ **Interessante Themen** aus dem medizinischen Bereich können aufgegriffen werden.

❖ **Als „Pflichttext" schreibt der § 6 des Teledienstgesetzes vor:**
  – Die zuständige Ärztekammer muss genannt werden.
  – Die gesetzliche Berufsbezeichnung muss angegeben werden.
  – Die Ausbildungsstätten (Universitäten) müssen genannt werden.
  – Die gültige Berufsordnung muss einsehbar sein (Link zur Kammer reicht).

Generell kann man nur empfehlen etwas forscher mit dem Medium Internet umzugehen. Das Europäische Recht, das ja über kurz oder lang das Kammerrecht weitgehend aufweichen wird, bietet deutlich mehr Werbemöglichkeiten!

Auch heute schon zeigt die deutsche Justiz eine Annäherung. So sagt ein Urteil des Bundesverfassungsgerichtes vom 8. Januar 2002 z.B. aus, dass Ärzte mit ihren besonderen praktischen Erfahrungen werben dürfen. Der Erste Senat des Bundesverfassungsgerichtes stellte fest, dass eine Klinik ihre Ärzte als *Spezialisten* bezeichnen darf, weil seit Jahren in diesem Fall 7000 Wirbelsäulen- und 13000 Knieoperationen durchgeführt wurden!

Die Bezeichnung Spezialist ist weder eine unzulässige Werbung noch verstößt sie gegen das Wettbewerbsrecht, sondern ist eine „interessensgerechte und angemessene Information für die Patienten." „Der Einzelne kann sich einer ihn allein auszeichnenden Erfahrung berühmen, weil er sich besonders intensiv gewidmet hat" (Originalzitat).

Bundesverfassungsrichterin Renate Jäger führte aus, dass „Patienten ein legitimes Interesse daran haben, zu erfahren, welche Ärzte über solche vertieften Erfahrungen verfügen."

Den Kammern stehen nur Reglementierungen zu, die sich innerhalb dieser verfassungsrechtlichen Grenzen bewegen.

Diese Rechtsprechung gilt für Anzeigen und Broschüren und daher selbstverständlich auch für das Internet.

Der **Name der Domain** ist ein wichtiges Kriterium für viele Surfer im Netz. Klingt er interessant, ist man eher bereit ihn aufzurufen.

Die **Verwaltung im Netz,** die die Namen vergibt, ist www.denic.de. Hier können Sie feststellen, ob Ihr Wunschname noch frei ist oder welche anderen Möglichkeiten es noch gibt. Haben Sie sich für einen Namen entschieden, entstehen Kosten von ca. 110 EUR im Jahr. Eine andere Möglichkeit ist es einen Provider (Anbieter) zu nutzen, wie z. B. www.puretec.de. Hier sind die Kosten deutlich günstiger und Sie erhalten gegen eine geringe Gebühr einen Speicherplatz von 2 MB für Ihre Daten!

Falls Sie die **Leistungen verschiedener Provider vergleichen** wollen, bietet die Adresse www.webhostlist.de eine geeignete Möglichkeit dazu.

Was benötigen Sie, um eine Homepage zu erstellen?

Selbstverständlich erst einmal einen internettauglichen PC. Einen Zugang zum Internet, Modem oder ISDN-Karte, einen Telefonanschluss und die entsprechende Software. Falls Sie die Seiten selbst gestalten wollen, bietet das Microsoft Programm Frontpage eine gute Möglichkeit zur guten Gestaltung. Dieses Programm übersetzt alle Eingaben in das HTML-Format, auf dem das gesamte Internet aufbaut. Die Darstellung erfolgt ähnlich wie in Microsoft Word.

Eingescannte Bilder können übernommen werden, jedoch ist es sinnvoll, eine Seite nicht größer als 50 bis 60 KB zu gestalten. Die Bilder sollten also einen niedrigen Auflösungsgrad haben.

Die Seite wird mittels ftp (file transfer protocol) an Ihren Webserver übertragen. Die dazu notwendige Software erhalten Sie z. B. unter www.ipswitch.com. Vielfach wird es jedoch nicht möglich sein die Seiten selbst zu gestalten. Professionelle Hilfe ist erforderlich. Es bieten sich viele Webmaster oder Firmen zur Unterstützung an, so z. B. www.emedico.de. Eine einfache Standardlösung sollte nicht mehr als 500 EUR kosten. Die Standardlösung beinhaltet in der Regel ein virtuelles Praxisschild, einige Informationen zu Ihrer Praxis und 3 oder 4 Fotos.

Viele Pharmafirmen bieten ebenfalls einen sehr guten Service, der zum Teil kostenlos angeboten wird. Selbst wenn Sie eine unabhängige, eigene Seite haben, ist es sinnvoll diese Angebote zu nutzen und damit auf Ihre eigentliche Domain zu verweisen!

Eine eigene E-mail-Adresse gehört zu jeder Domain, um ein Feedback der Besucher Ihrer Internetseiten zu ermöglichen. Diese können damit direkt mit Ihnen Kontakt aufnehmen. Wichtig ist es in jedem Fall, die Mailbox täglich abzufragen. Machen Sie die Patienten darauf aufmerksam, dass **Hausbesuche oder Notfälle nur über die Telefonleitung** der Praxis angefordert werden können, ansonsten haben Sie solche Anforderungen als E-mail im PC!

Beachten Sie bitte, dass eine Behandlung via E-mail grundsätzlich verboten ist.

In jedem Fall sollten Sie Ihre Berufsordnung und die damit bestehenden Beschränkungen für die Werbung beachten. Falls Sie sich nicht ganz sicher sind, ist es sinnvoll den Entwurf Ihrer Homepage der Ärztekammer vorzulegen. Sie könnten sonst Opfer von Abmahnvereinen oder besonders netter Kollegen werden.

Wie werden Sie im Internet von Ihren Patienten im Netz gefunden? Sie benötigen Einträge bei den diversen Suchmaschinen, damit man Sie im Internet findet.

Da die Anmeldeprozedur bei jeder Maschine sehr aufwändig ist, empfiehlt es sich ein Programm zu nutzen, das die Einträge erleichtert.

Unter www.hello-engines.de bietet man Ihnen die Möglichkeit Einträge bei ca. 200 Suchmaschinen für Sie zu erledigen. Falls Sie diesen Service in Anspruch nehmen, kommen Kosten von ca. 100 EUR auf Sie zu. Weitere Möglichkeiten finden Sie unter www.metacrawler.de oder www.jimtools.com/submit.

Einen guten Service bieten auch die Ärztekammern oder der BDA.

Viele Verbände und Firmen bieten im Internet eine regionale Zuordnung der Praxen an. Die Patienten geben bei der Suche die gewünschte Fachgruppe und den Postleitzahlenbereich ein und erhalten dann eine Auswahl der entsprechenden Praxen. Diese sind geordnet nach der Menge der Informationen, die jede Praxis im Netz zur Verfügung stellt. Sie können dort auch eine Homepage schnell und mit wenig Mitteln einrichten. Auch die Provider wie T-Online bieten regional zuzuordnende Praxisadressen an.

Weitere Provider für Ihre Internetadresse oder Möglichkeiten für einen Eintrag:

- ❖ www.Arztpartner.com
- ❖ www.d-medico.de
- ❖ www.medifix.de
- ❖ www.aerztefuehrer.de
- ❖ www.arztverzeichnis.de
- ❖ www.doctoronline.de

Praxiswertermittlung

Eine Wertermittlung Ihrer Praxis kann aus verschiedenen Gründen notwendig werden. Eventuell ist sie für eine Versicherung oder für Ihre Bankgeschäfte erforderlich. Oder Sie wollen eine/n Partnerin oder Partner aufnehmen, oder planen die Veräußerung Ihrer Praxis. Jedoch auch ohne zwingenden Grund, kann es interessant sein, den ungefähren Wert der eigenen Praxis zu kennen. Daher sollen an dieser Stelle kurz die wichtigsten Aspekte der Praxiswertermittlung beschrieben werden.

Der Goodwill-Wert

Der **Goodwill- oder ideelle Wert** ist neben dem materiellen Wert Kenngröße für die Wertermittlung einer Praxis. Er wird für die Leistung des Verkäufers gezahlt, die Praxis auf die heutige Fallzahl, Patienten- oder Zuweiserbindung zu bringen. Plant man eine Praxisneugründung, fängt man dagegen bei Null an, erspart sich jedoch die Zahlung des ideellen Wertes!

Dieser Goodwill-Wert ist von vielen verschiedenen Faktoren abhängig und wird in der Regel zwischen 33 und 50% des gemittelten Umsatzes der letzten 3 Jahre angenommen, wobei die letzten Jahre höher bewertet werden. Das Beispiel einer hypothetischen Praxis zeigt wie diese Berechnung aussehen kann:

Einnahmen aus 1999 =
250 000 EUR × 1 = 250 000 EUR
Einnahmen aus 2000 =
240 000 EUR × 2 = 480 000 EUR
Einnahmen aus 2001 =
230 000 EUR × 3 = 690 000 EUR
Summe dieser Einnahmen: 1 420 000 EUR

Diese Summe wird nun durch 6 geteilt und es ergibt sich ein gewichtetes arithmetisches Mittel von 236 000 EUR!

> **In diesem Beispiel ergibt sich eine Bandbreite des Goodwill zwischen 77 900 EUR und 118 000 EUR.**

Die höhere Bewertung der letzten Jahre wird angewandt, um den Umsatztrend in die Wertermittlung einfließen zu lassen. Die alleinige Zugrundelegung des letzten Umsatzjahres spiegelt dagegen nur eine Momentaufnahme und ist daher keine sinnvolle Berechnungsgrundlage.

Es kommt jedoch nur der Umsatz in Frage, den der Nachfolger auch erzielen kann! Hat der abgebende Arzt z. B. die Zulassung für die Röntgendiagnostik und kann oder darf der Käufer der Praxis diese nicht durchführen, so kommen die Umsätze aus dem Geschäftsfeld der Röntgendiagnostik nicht zur Anrechnung! Es ist daher sinnvoll einen Käufer zu suchen, der das gleiche Spektrum wie man selbst in Diagnostik und Therapie abdeckt.

Steht eine Änderung der Honorarordnung ins Haus oder geänderte gesetzliche Rahmenbedingungen, z. B. eine veränderte Budgetierung o. ä., so können auch nur die Umsätze zur Berechnung herangezogen werden, die der Käufer in Zukunft erzielen kann.

Es gibt leider keine festen Regeln für die Ermittlung des ideellen Wertes. Die Festlegung verlangt eine umfassende Würdigung aller wertbeeinflussender Faktoren. Den großzügigen Spielraum zwischen 33 und 50% der summierten drei Jahresumsätze, bestimmen unter anderen 2 wichtige Parameter, für die Devise gilt „knappes Gut – hoher Preis."

❖ Wird die Praxis in einem **gesperrten Gebiet** für Neuzulassungen verkauft, so steigt der Wert.

❖ Der momentane **Stand von Angebot und Nachfrage** nach Praxen der jeweiligen Fachrichtung. In der letzten Zeit gab es häufig

Schwankungen, z.B. durch eine bevorstehende neue Bedarfsplanung, geänderte politische Rahmenbedingungen, die Altersbegrenzung für die Berufsausübung der abgebenden Ärzte oder andere Faktoren.

Weitere Faktoren für die Ermittlung des Goodwill sind:

❖ **Der Standort der Praxis.**
  Eine gute Lage, wie z.B. in einer Citylage oder Stadtteil mit einem hohen Privatanteil verspricht in Zukunft steigende Umsätze. Für die Lagebeurteilung sind jedoch auch die Erreichbarkeit mittels PKW (Parkplätze) und die Anbindung mittels öffentlicher Verkehrsmittel interessant.

❖ **Die Patientenstruktur.**
  Ein hoher Privatanteil erhöht den Praxiswert, wogegen ein hoher Anteil an alten Patienten den Wert schmälert.

❖ **Die Praxisstruktur.**
  Wie ist die Funktionalität der Praxisräume und wie lange läuft der Mietvertrag? Wie hoch ist die Miete per Quadratmeter? Wie hoch sind die Personalkosten? Wie ist der allgemeine Zustand der Praxis? Ist man auf der Höhe der Zeit? Gibt es eine Corporate Identity?

❖ **Die Qualität in Medizin und Organisation.**
  – Behandelt man in der Praxis nach Leitlinien oder Behandlungsplänen?
  – Wurden regelmäßig Patientenbefragungen durchgeführt und hat man dann auch gehandelt, wenn Möglichkeiten zur Verbesserung offensichtlich wurden?
  – Wie ist die Patientenorientierung des Teams, wird sie im Alltag auch gelebt? (Protokolle der Teambesprechungen!!)
  – Gibt es Checklisten, Verfahrensanweisungen sowie Arbeitsplatzbeschreibungen?
  – Kann die Praxis Zertifizierungen, wie z.B. TÜV med., ISO 9000 oder EFQM nachweisen?
  – Arbeitet die Praxis mit einem geringen Anteil an Papier, führt also eine elektronische Karteikarte und einen elektronischen Terminkalender mit Warteliste?
  – Sind die diagnostischen Geräte mit der Praxis Software vernetzt?
  – Werden eingehende Befunde elektronisch verwaltet?

❖ **Die Wettbewerbssituation** am Ort beeinflusst die Wertermittlung ebenfalls. Ist der Konkurrenzdruck groß, kann das den ideellen Wert schmälern. Arbeitet die Praxis dagegen in einem funktionierenden Praxisnetz oder Modellvorhaben mit, steigert das den Wert natürlich.

❖ Wie stabil ist die **Bindung der Zuweiser** an die Praxis?

Zur Ermittlung des ideellen Wertes werden die **bereinigten Erträge,** plus AfA und Finanzierungskosten der letzten 3 Jahre herangezogen. Das ist besonders wichtig, denn nicht nur Umsätze entscheiden über den Wert eines Unternehmens, sondern auch die Erträge, die daraus resultieren. Für unser Rechenbeispiel bedeutet das:

Erträge aus 1999 =
100 000 EUR × 1 = 100 000 EUR
Erträge aus 2000 =
96 000 EUR × 2 = 192 000 EUR
Erträge aus 2001 =
90 000 EUR × 3 = 270 000 EUR
Summe der Erträge: 562 000 EUR

Die Summe wird nun wieder durch 6 geteilt und es ergibt sich ein gewichtetes arithmetisches Mittel von 93 670 EUR für den Ertrag!

Der materielle Wert

Diese zweite Kenngröße wird durch einen Inventarspiegel dargestellt: Der Buchwert ist keine Kenngröße sondern der Wiederbeschaffungswert! Es werden alle Werte erfasst, also auch die geringwertigen Wirtschaftgüter (Schrankinhalt). Bei Geräten ist es sinnvoll, einen Händler einzuschalten, der den Zeitwert genau kennt. Sind die Geräte älter als 5 Jahre, so nimmt man, wenn kein Zeitwert ermittelt werden kann, einen Restwert von 10% an.

Die Addition aus dem ideellen und dem materiellen Wert bestimmt den Kaufpreis der Praxis.

Fazit

Sollten Sie sich ernsthaft mit der Abgabe der Praxis beschäftigen, oder die Wertermittlung für die Aufnahme eines Partners benötigen, so kann dieses Kapitel nur ein Anhaltspunkt sein. Unbedingt ratsam ist es, einen unabhängigen, professionellen Fachmann einzuschalten, der ein anerkanntes Wertgutachten erstellen kann. Nur er ist in der Lage Vergleichskennzahlen einzubeziehen und alle Besonderheiten der Praxisbewertung zu berücksichtigen, denn keine Praxis ist wie die andere. Die Kosten für ein Gutachten rechnen sich auf jeden Fall und sind sehr gut angelegt. Sie beugen damit späteren Auseinandersetzungen über die Korrektheit der Wertermittlung vor.

Regressschutz

In Zeiten immer knapper werdender Mittel wird der wirtschaftliche Umgang mit Arzneimitteln einen noch höheren Stellenwert bekommen. So sagt der § 12 SGB V, dass alle Leistungen, also auch alle Verordnungen

* zweckmäßig
* ausreichend
* wirtschaftlich
* notwendig

sein müssen. Die Verordnung ist darauf ausgerichtet, einen Heilungserfolg zu erzielen oder Linderung zu bewirken! Es ist daher erforderlich, jede Verordnung durch eine Diagnose zu begründen. Wird ein Medikament verordnet, das über dem Kostenniveau der üblichen Therapeutika in dieser Indikation liegt, ist es ratsam dieses genau zu **begründen.** Beispiel: Sie verordnen statt eines preiswerten Diclofenac-Präparates bei einem Rheumapatienten ein teureres modernes Antirheumatikum, so sollte das unbedingt in der Patientenakte begründet werden!

Begründungen für teurere Präparate sind z.B:

* bessere Wirkung,
* bessere Compliance, z.B. durch eine Einmalgabe,
* bessere Verträglichkeit, weniger Nebenwirkungen,
* Kontraindikationen anderer Medikamente,
* das bisher verordnete Präparat brachte keinen Erfolg.

Den KV'en stehen nach § 106 Abs. 2 SGB V folgende **Möglichkeiten der Wirtschaftlichkeitsprüfung** zur Verfügung:

1. Prüfung der vertragsärztlichen Verordnungen nach Durchschnittswerten.
2. Die Richtgrößenprüfung nach § 84 SGB V.
3. 2% der Kassenärzte werden per Stichprobe geprüft (erfolgt so gut wie nie).

Den **Richtgrößenprüfungen** wird in Zukunft größere Bedeutung zukommen.

Kann der Kassenarzt die Überschreitung nicht mit Praxisbesonderheiten begründen, erfolgt automatisch ein Regress.

Nach Schätzungen werden 20 bis 40 % der Ärzte in den einzelnen Fachgruppen um mindestens 15 % über den Richtgrößen liegen. Damit wären in jedem Quartal einige 10 000 Kassenärzte zu prüfen. Das ist auf absehbare Zeit aus Kapazitätsgründen sicher nicht zu realisieren. Wahrscheinlich wird man sich daher auf die Überschreitungen konzentrieren, bei denen der Arzt die Beweislast zu tragen hat. Dabei ist zu beachten, dass es sich bei den Richtgrößen um Jahreswerte handelt, also eine Quartalsrichtgröße von 125 % oder mehr alleine nicht unbedingt zum Regress führt.

Nach § 106 Abs. 5 a SGB V, hat der Arzt die Möglichkeit zur Begründung der **Praxisbesonderheiten.** Diese gehen immer vom Patienten aus. In folgenden Fällen können Patienten oder Patientengruppen als Praxisbesonderheit geltend gemacht werden:

1. **Patienten deren Behandlung besonders teuer ist.** In Frage kommen z.B. pAvK-Patienten (Prostavasin), transplantierte Patienten (Sandimmun Opthoral), HIV-Patienten etc.

   Es ist sinnvoll eine **Aufstellung besonders teurer Patienten** oder Fallgruppen anzufertigen und diese bereits mit der Quartalsabrechnung der KV einzureichen. Die Verordnungskosten sind darin besonders genau zu benennen. Der Prüfungsausschuss hat dann die Möglichkeit, diese Fälle zeitnah zu berücksichtigen (Abb. **26**)!

2. **Patienten die in Diagnose oder Häufigkeit unüblich für die Fachgruppe sind.** Hier wäre z.B. ein Hausarzt betroffen, der sich auf die Behandlung phlebologischer Patienten spezialisiert hat und daher einen übergro-

ßen Verordnungsanteil an niedermolekularen Heparinpräparaten hat.

Weitere Beispiele für Patientengruppen die bei gehäuftem Auftreten eine Praxisbesonderheit für die entsprechende Fachgruppe darstellen:
– Diabetiker
– Hypertoniker
– Patienten mit Fettstoffwechselstörungen
– HIV-Patienten
– Asthmatiker
– Rheumatiker
– Allergiker
– onkologische Patienten
– magenkranke Patienten
– depressive Patienten
– kardiologische Patienten mit besonders hohem Aufwand
– besonders alte Rentner usw.

Eine entscheidende Bedeutung kommt der Häufung dieser Patienten zu. Behandeln Sie z.B. sehr viele kardiologische Patienten mit besonders hohem Aufwand, so stellen Sie diese per EDV zusammen:
❖ Name und Geburtsdatum des Patienten
❖ Kasse und Status
❖ Diagnose
❖ Medikament/e

❖ Begründung für die Wahl des Medikamentes, falls es nicht aus der gleichen Stoffgruppe stammt, bzw. ein teureres Medikament

Ihre EDV-Software sollte die **Diagnose und Medikamente verknüpfen** können. Leider leisten ältere Programme dies nicht, was die Sache etwas aufwändiger macht. Sie müssen dann einzeln diese Patienten ausfindig machen. Wenn die von der KV genannten Verordnungszahlen und die Daten Ihrer Praxis-EDV sich wesentlich widersprechen, sollten Sie von Ihrem Recht auf Akteneinsicht in der Geschäftsstelle des Prüfungsausschusses Gebrauch machen!

Eine Ihrer Mitarbeiterinnen (mit einer schriftlichen Vollmacht) kann dort alle Ihre Rezepte fotokopieren und anschließend die Verordnungssummen addieren. Bei widersprüchlichen EDV-Daten sind letztlich die tatsächlich vorliegenden Rezepte für die Ermittlung der Verordnungssumme entscheidend. Praxisbesonderheiten sollten substanziert dargelegt werden; am besten ist der durch sie verursachte Mehraufwand in Euro anzugeben

Sind Sie in der Lage die Kosten für eine oder mehrere Patientengruppen zu benennen, teilen Sie diese dem Prüfungsausschuss mit. Informieren Sie ihn zusätzlich darüber, dass nach

Name, Vorname	Geb.- datum	Kasse	Diagnose	Therapie	Begründung	Kosten im Quartal

Abb. **26** Tabelle zur quartalweisen Darlegung der besonders teuren Patienten.

Ihrem Kenntnisstand die anderen Kollegen der Fachgruppe eine geringere Häufigkeit dieser aufwändigen Patientengruppen haben und daher deutlich weniger Kosten für diese Patienten entstehen. Da Sie mit der Darlegung Ihrer Praxisbesonderheiten eine **Umkehr der Beweislast** geschaffen haben, ist nun das Prüfgremium verpflichtet Ihnen die Unwirtschaftlichkeit zu beweisen. Dazu sind zur Zeit weder KV'en noch Kassen (Stand 12. 2002) in der Lage, denn es gibt bislang keine Vergleichsdaten. Das bedeutet, dass den Prüfgremien keine Vergleichsdaten für bestimmte Krankheitsbilder vorliegen und das obwohl der ICD 10 schon seit einiger Zeit im Einsatz ist!

Gegen einen Regressbescheid sollten Sie fristgerecht, d.h. innerhalb eines Monats schriftlich Beschwerde bei der Geschäftsstelle des Prüfungsausschusses einlegen und zur Begründung auf Ihre Praxisbesonderheiten hinweisen.

Unternehmenskonzepte

Viele Kenner des Gesundheitswesens sind der Meinung, dass ca. 20 bis 30% der Praxen überflüssig sind. Die Politik stellt die Weichen, damit die KV'en kleine Kassenarztsitze aufkaufen können. Auf diesem Weg möchte man eine Verringerung der Arztdichte erreichen.

Schaut man sich die Situation im internationalen Vergleich an, so wird man feststellen, dass Deutschland in der Tat über mehr niedergelassene Mediziner verfügt als andere Länder, auf die Bevölkerungsdichte bezogen. Eine Erklärung liegt im deutschen System begründet. Die KV'en fragen nicht nach der wirtschaftlichen Effizienz einer Praxis, sondern stehen auf dem Standpunkt, dass es allen gut gehen muss, die an diesem System partizipieren. Im Zeichen knapper werdender Ressourcen wird ein Umdenkungsprozess stattfinden müssen. Darauf sollten Sie sich als Praxisinhaber einstellen!

„Der Einzelkämpfer ist tot." Dieser oft gehörte Spruch ist nicht ganz richtig. Es wird auch weiterhin die Möglichkeit geben, als Einzelkämpfer zu bestehen. Jedoch müssen diese Marktnischen besetzen und mit einem deutlich höheren Zeitaufwand arbeiten als Mehrarztpraxen. Schon heute bietet die **Gemeinschaftspraxis** ihren Ärzten einen höheren Freizeitwert als die Einzelpraxis. Zur kleinen Einzelpraxis ein bezeichnendes Zitat von Prof. Hurrelmann:

> **„Die kleine Arztpraxis wird zu einem Tante-Emma-Laden der Medizin. Liebenswert, gemütlich, umständlich, langsam, aber ganz persönlich."**

Ich denke, er trifft den Nagel auf den Kopf. Wir alle haben die kleinen Lebensmittelläden geliebt und betrauern ihren Abgang. Wir waren und sind dennoch nicht bereit, weiterhin dort einzukaufen, weil die großen Einzelhandelsketten uns mehr Vorteile bieten. In der Preisgestaltung wie im Service!

Genauso werden die Patienten in Zukunft mit den Füßen abstimmen, welche Praxis wirtschaftlich erfolgreich sein wird und welche nicht. Die Patienten haben heute eine Volkskrankheit wie RA Schade, Wiesbaden, sagte. Diese Krankheit heißt „angina temporis" – chronischer Zeitmangel. Das erklärt den Erfolg von Ärztehäusern und Praxen, die aus mehreren Fachgruppen bestehen. Die Patienten finden viele „Spezialisten" unter einem Dach vor und fühlen sich daher gut versorgt!

Ein weiterer Vorteil für Mehrarztpraxen sind die Kostenvorteile. Rechnet man heute für eine Einzelpraxis je nach Fachgruppe 50 bis 60% Kosten, so erreichen Praxen mit mehreren Medizinern deutlich günstigere Kostensätze, was auch logisch erscheint, da man sich Räume, Personal und Geräte teilt.

Hier noch einmal die Vorteile auf einen Blick:

> **Weniger Kosten = mehr Gewinn**
> **Weniger Zeitaufwand = mehr Freizeit**
> **Höhere Patientenakzeptanz =**
> **mehr Patienten**

Welche Wege bieten sich heute an, wenn man dem Einzelkämpfertum entkommen will? Selbstverständlich die traditionellen wie **Gemeinschaftspraxis oder Praxisgemeinschaft.**

Gemeinschaftspraxis

Eine gute Möglichkeit der Kooperation, die auch von den KV'en mit einem 10%igen Aufschlag beim Honorar gefördert wird. Viele Gemeinschaftspraxen scheitern jedoch nach einiger Zeit. Nach meinen Erfahrungen ist es zu

90 % die Gewinnverteilung, die dieses Scheitern bedingt. Für jeden Kooperationsvertrag ist es sinnvoll, einen mit der Materie vertrauten Anwalt einzubeziehen. Die Kosten dafür lohnen allemal, auch wenn Ihnen die Honorarsätze der Anwälte hoch erscheinen.

Viele Ärzte meinen, man könne sich mit einem Standard-Kooperationsvertrag begnügen. Das funktioniert in den wenigsten Fällen, denn die Menschen, die Verträge schließen, sind zu unterschiedlich.

Es sind die:
- ❖ Mentalität,
- ❖ Arbeitsbereitschaft,
- ❖ Wunsch nach Freizeit,
- ❖ Streben nach materiellem Gewinn,
- ❖ Qualifikation,
- ❖ Qualität der Arbeit,
- ❖ und als wichtigster Faktor die Kommunikationsfähigkeit

welche sie unterscheiden. Absolut wichtig für das Funktionieren der Gemeinschaft ist daher die Verteilung der Gewinne. Es ist wichtig, den Gewinn entsprechend der Ergebnisse zu verteilen, die erbracht werden. Eine 50-zu-50-Verteilung ist der Keim zum Scheitern der Kooperation. Sinnvoll ist es z. B. nach erbrachten Punkten den Gewinn zu verteilen, denn wer mehr Leistung in die Gemeinschaft einbringt, soll auch mehr davon profitieren. Wir leben schließlich in einer Leistungsgesellschaft und Gemeinschaftspraxis ist ein Teil davon! Die Punkteverteilung wird recht einfach mit den modernen EDV-Systemen ermöglicht. Eine andere Möglichkeit der Gewinnverteilung ist die Verteilung des Gewinnes nach aufgewandter Arbeitszeit!

Zeitentlastungsassistent

Diese Möglichkeit wurde mit dem 2. NOG § 101, 1 Nr. 4 + 5, SGB V geschaffen. Er soll die Möglichkeit zur Entlastung bieten, wie der Name schon sagt. Das ist z. B. sinnvoll, wenn Sie im GKV-Bereich Entlastung suchen, um sich anderen, evtl. lukrativeren Tätigkeitsfeldern zu widmen.

Außerdem soll der Zeitentlastungsassistent älteren Praxisinhabern den langsamen Ausstieg aus der Praxis ermöglichen.

Sinnvoll ist der Zeitentlastungsassistent nur dann, wenn ein *gesperrtes Gebiet* für Neuniederlassungen vorliegt. Die Nachteile gegenüber einer Vollzulassung sind in jedem Fall zu hoch, wie gleich zu sehen sein wird.

Grundsätzlich gibt es zwei Möglichkeiten, einen Zeitentlastungsassistenten anzustellen:

1. **Job-sharing in Gemeinschaftspraxen.** Diese Form ist nach außen eine echte Gemeinschaftspraxis. Der neue Partner steht also auch auf dem Stempel und dem Praxisschild, hat jedoch eine beschränkte Zulassung. Der Kooperationsvertrag muss von der KV genehmigt werden. Jeder Arzt haftet für seine Tätigkeit selbst. Nach fünf Jahren ist der Juniorpartner auf der Bewerberliste an Nr. 1, falls der Senior die Praxis abgeben will. Nach zehn Jahren erhält der Junior eine Vollzulassung.
Sinnvoll ist diese Möglichkeit nur, wenn der Senior langsam aussteigen will, oder andere Tätigkeitsfelder, wie z. B. Non-GKV-Leistungen erbringen, anstrebt.

2. **Anstellung als ganztags oder halbtags beschäftigter Arzt.** Ist nur sinnvoll zur Entlastung des Seniors. Der oder die Juniorpartner (zwei halbtags Beschäftigte) erscheinen nicht auf dem Praxisschild oder -stempel und der Senior haftet für seine Angestellten. Dieser Vertrag muss der KV vorgelegt werden.

Für beide Möglichkeiten gilt: Die Partner müssen der gleichen Fachgruppe angehören und dürfen ihre Leistungsmenge nicht mehr als drei Prozent ausweiten (Punktzahlvolumen), bzw. dürfen nicht stärker wachsen als der Fachgruppenschnitt der entsprechenden KV. Liegt die Praxis unter dem Fachgruppenschnitt, darf sie ohne Begrenzung bis dorthin ihre Leistungsmenge steigern.

Partnerschaftsgesellschaft

Eine Kooperationsform mit Zukunft. Diese Rechtsform gibt es bei den Anwälten schon länger. Hintergrund ist, dass auch in diesem Beruf enorm viel Fachwissen präsent sein muss, was der Einzelne alleine nicht mehr optimal leisten kann. Kein Anwalt kann Top-Spezialist für Familien-, Arbeits-, Wirtschafts- oder Verkehrsrecht sein. In der Partnerschaftsgesellschaft schließen sich mehrere Spezialisten unter einem Namen zusammen. So findet der Mandant in einer Kanzlei seinen Anwalt für alle Fälle!

Die Gesellschaft für Mediziner firmiert unter einem Namen wie z. B.:

Dr. Kröger und Partner
Dr. Siegfried Kröger
   Facharzt für Allgemeinmedizin
Dr. Peter Meyer
   Facharzt für innere Medizin
Dr. Irene Grün
   Fachärztin für Hautkrankheiten
Rainer Oberdorf
   Psychotherapeut
Andrea S. Schwabe
   Dipl.-Ökotrophologin

Diese Gesellschaftsform ist ideal geeignet, wenn sich der Seniorpartner aus dem Geschäft zurückziehen will oder muss (Altersbeschränkung). In jedem Fall behält er die Kontrolle über die Gesellschaft und kann sich weiter um die Privatpatienten und die Urlaubsvertretungen kümmern.

Ein weiterer Vorteil liegt darin, den Patienten viele Spezialisten unter einem Dach anbieten zu können, analog dem Ärztehaus, hier jedoch unter einem Namen, Praxisschild und Briefkopf.

Ideal erscheint auch die Integration anderer Gesundheitsberufe, außer Heilpraktikern. Es werden dadurch viele Problemlösungen aus einer Hand angeboten. Präventive Non-GKV-Leistungen können z. B. durch Ökotrophologen, Krankengymnasten oder Physiotherapeuten in die Gesellschaft integriert werden. In dieser Form wird eine Maximalversorgung von GKV-Patienten durch Zuzahlung ermöglicht.

Die medizinische Partnerschaftsgesellschaft muss anders als die der Anwälte unter einem Dach praktizieren und rechnet zur Zeit noch mit einer Abrechnungsnummer bei der KV ab. Die Gewinnverteilung wird intern durch Verträge geregelt. Der 10%-Zuschlag, den die Gemeinschaftspraxis erhält, wird nicht gewährt!

Vernetzung

Die Möglichkeit, nicht nur für Einzelkämpfer, die Herausforderungen der Zukunft zu meistern.

Ausdrücklich nicht gemeint sind die Vernetzungsbestrebungen der Kassen und KV'en. Diese binden wieder einmal alle Praxen, auch die ineffizienten und Trittbrettfahrer mit ein. Das erste und wichtigste Ziel dieser Netze sind Kostenreduktionen. Einerseits durch Einsparungen bei den Medikamenten, andererseits bei den Krankenhauseinweisungen. Diese Ziele sind selbstverständlich erstrebenswert, sie dürfen jedoch nicht der Fokus des Netzes sein. Viel wichtiger ist es doch, dass die gut wirtschaftenden Praxen direkt profitieren. Modelle wie das der AOK in Thüringen, bei dem die Praxen 1 bis 2 Jahre bei Kosteneinsparungen im Medikamentenverbrauch einen Bonus bekommen, danach jedoch einen neuen niedrigeren Sockel für ihre Pharmakotherapie zur Verfügung gehabt hätten, sind für die einzelne Praxis sicher nicht erstrebenswert. Zumal die Ärzte in Erklärungsnot gegenüber ihren Patienten gekommen wären, wenn sie auf ein preiswerteres Präparat umgestellt hätten.

Leider sind die KV'en von Nordrhein und Berlin 2002 auf genau diesen Zug aufgesprungen. In der Öffentlichkeit machen diese Vereinbarungen einen überaus negativen Eindruck, denn für die Patienten stellt es sich so dar, dass ihr behandelnder Arzt an ihnen verdient, falls er ein preisgünstigeres Medikament verordnet!

Viel effizienter wird die Netzstruktur in Form von **Wettbewerbsnetzen.** Um Dr. Roderich Nehls zu zitieren: „Seien Sie klug und vernetzen Sie sich, mit anderen Klugen!"

Was ist mit einem Wettbewerbsnetz gemeint?

Es ist eine Vernetzung in kleinerer Form, zumindest am Anfang. Es genügt mit vier oder fünf aktiven Ärztinnen und Ärzten zu beginnen. Später werden weitere Interessierte zu Ihnen stoßen.

Zu Beginn der Netzarbeit sollten Ziele definiert werden. Jedem im Netz muss klar sein, wo die Reise hin geht und wo die Prioritäten des Netzes liegen!

In diesen überschaubaren Netzen kennt man sich, im Gegensatz zum Großnetz, bei dem man wieder, wie bei der KV, eine Nummer ist.

Diese Netze geben den Einzelkämpfern und kleinen Kooperationen die Möglichkeit, sich im neuen Gesundheitsmarkt besser zu positionieren. Die neue Wettbewerbssituation wird durch einige neue Versorgungsstrukturen entstehen:

* Viele Fachärzte werden an Kliniken oder an andere Zentren wechseln.
* Kliniken werden einzelne Bereiche ausgliedern und andere Fachbereiche mit Kassenarztsitzen an die Kliniken binden.
* Consultingunternehmen werden weitere Ärztehäuser und medizinische Zentren gründen.

Die Attraktivität dieser Zentren ist für viele Patienten offensichtlich.

Der Einzelkämpfer steht dieser Entwicklung relativ hilflos gegenüber. Hier bieten **regionale Netzstrukturen** effektive Möglichkeiten, die eigene Attraktivität für Patienten und Kassen zu steigern:

Alle Umfragen der letzten Zeit zeigen deutlich, dass die Patienten sich in vernetzten Strukturen besser aufgehoben fühlen. Das wird auch die Attraktivität für die lukrativen Chroniker steigern. **DMP-Schulungen** können in Absprache erfolgen. Für die Einzelpraxis wird es kaum möglich sein alle Programme anzubieten. In der Kooperation bietet sich die Chance alle Programme in Absprache anzubieten!

Eine **gemeinsame Preisliste** kann erstellt und dokumentiert werden.

Selbstzahlerleistungen können in Absprache angeboten werden. Viele Netze haben eine Art „Gelbe Liste" erarbeitet, aus der ersichtlich wird, welche Leistungen außerhalb des normalen Spektrums angeboten werden.

Qualitätsmanagement wird durch Benchmarking (Patientenbefragungen etc.) des Netzes besonders effektiv.

Patientenveranstaltungen können gemeinsam auch als PR-Aktionen durchgeführt werden.

Ein gemeinsamer **Zuweiserschein** und ein **Patientenpass** sind weitere Möglichkeiten der Außendarstellung des Netzes.

Gemeinsame Fortbildungsmaßnahmen des Netzes stärken die Zusammengehörigkeit der Kooperation.

Therapieleitlinien verbessern die medizinische Qualität, um z. B. *Doppeluntersuchungen* zu vermeiden. Schließlich ist das qualitative Argument das entscheidende gegenüber den Patienten. Daher wird den Patienten die Netzstruktur und die Ziele kommuniziert.

Bei dieser Art der Zusammenarbeit wird im Laufe der Zeit Vertrauen zueinander entstehen. Man wird wesentlich eher bereit sein, zum Netzkollegen zu überweisen, weil man weiß, dass der Patient „vom Feindflug zurück kommt". Mitglied in diesen Wettbewerbsnetzen sind Hausärzte und Fachärzte, für die es in Zukunft immer wichtiger sein wird, ihre *Zuweiser* zu kennen und mit ihnen zusammenzuarbeiten.

In späteren Stadien der Netzarbeit können z. B. eine **Notdienstregelung** getroffen oder eine zentrale Anlaufstelle für Patienten außerhalb der Sprechzeiten eingerichtet werden. Häufig stellen Krankenhäuser dafür Räumlichkeiten und Technik kostenlos zur Verfügung. Langfristig profitieren diese Häuser natürlich auch durch die Anbindung an das Netz!

Ein weiterer konsequenter Schritt in Richtung Optimierung des Netzes und der allgemeinen Versorgung der Patienten, ist die **elektronische Vernetzung.** Damit haben im Notdienst und im Vertretungsfall die Patienten die Gewähr für eine optimale Versorgung.

Sie sollten jedoch bei dieser Form der Vernetzung nicht mit einem schnellen finanziellen Rückfluss oder Erfolg rechnen. Diese Netzarbeit ist strategisch angelegt. Sie ist letztlich die Optimierung Ihrer ärztlichen Tätigkeit!

Natürlich sollte ein bestehendes und aktives Netz versuchen, eine Anschubfinanzierung zu bekommen. Diese ist jedoch nicht zwingend erforderlich, da sie immer eine gewisse Form der Abhängigkeit mit sich bringt!

Es sollten nur erfolgreiche Praxen in diese Netze aufgenommen werden. Denn nur erfolgreiche Praxen bilden ein erfolgreiches Netz!

Anhang

Auswahl ärztlicher Leistungen außerhalb der GKV-Zuständigkeit (Überblick)

Vorsorgeuntersuchungen
- ❖ zusätzlicher jährlicher Check
- ❖ Ergänzungsuntersuchungen zu den Kinder-Früherkennungsuntersuchungen, bis 18 Jahre
- ❖ Fachbezogene Gesundheitsuntersuchung auf Wunsch (Facharzt-Check)
- ❖ Umfassende ambulante Vorsorgeuntersuchung (Generalcheck)
- ❖ Sonographischer Check der inneren Organe
- ❖ Doppler-Sono der hirnversorgenden Gefäße bei fehlenden anamnestischen oder klinischen Auffälligkeiten
- ❖ Lungenfunktionsprüfung (z.B. beim Generalcheck)
- ❖ Untersuchung zur Früherkennung des Prostatakarzinoms mittels PSA und ggf. transrektale Sono
- ❖ Untersuchung zur Früherkennung von Schwachsichtigkeit und Schielen im Kleinkind- und Vorschulalter
- ❖ Glaukomfrüherkennung mittels Perimetrie, Ophthalmoskopie und/oder Tonometrie

Freizeit, Urlaub, Sport, Beruf
- ❖ Reisemedizinische Beratung, inkl. Impfberatung
- ❖ Reisemedizinische Impfungen
- ❖ Sportmedizinische Beratungen
- ❖ Sportmedizinische Vorsorgeuntersuchungen
- ❖ Sportmedizinischer Fitnesstest
- ❖ Eignungsuntersuchungen (Reisen, Flugtauglichkeit, Tauchsport)
- ❖ Ärztliche Berufseignungsuntersuchung

Medizinisch-kosmetische Leistungen
- ❖ Medizinisch-kosmetische Beratung
- ❖ Sonnenlicht- und Hauttyp-Beratung
- ❖ Test zur Prüfung der Verträglichkeit von Kosmetika
- ❖ Behandlung von androgen. Alopezie bei Männern
- ❖ Epilation von Haaren außer bei krankhaftem entstellenden Haarwuchs an Händen und im Gesicht

- ❖ Ästhetische Operationen (z.B. Facelifting, Nase-, Lid- oder Brustkorrektur, Fettabsaugung)
- ❖ Korrektur störender Hautveränderungen, außerhalb der GKV-Leistungspflicht
- ❖ Beseitigung von Besenreiser-Varizen
- ❖ Entfernung von Tätowierungen
- ❖ Peeling-Beh. zur Verbesserung des Hautreliefs
- ❖ UV-Bestrahlung aus kosmetischen Gründen

Umweltmedizin
- ❖ Umweltmed. Erst- und Folgeanamnese
- ❖ Eingehende umweltmedizinische Beratung
- ❖ Umweltmedizinische Wohnraumbegehung
- ❖ Umweltmedizinische Schadstoffmessung
- ❖ Umweltmedizinisches Biomonitoring
- ❖ Erstellung eines umweltmed. begründeten Behandlungskonzeptes
- ❖ Umweltmedizinisches Gutachten

Psychotherapeutische Angebote
- ❖ Psychotherapeutische Verfahren zur Selbsterfahrung ohne medizinische Indikation
- ❖ Selbstbehauptungstraining
- ❖ Stressbewältigungstraining
- ❖ Entspannungsverfahren als Präventionsleistung
- ❖ Biofeedback-Behandlung
- ❖ Kunst- und Körpertherapie, auch als ergänzende Therapie
- ❖ Verhaltenstherapie bei Flugangst

Alternative Heilverfahren
- ❖ Akupunktur (z.B. Schmerz- oder Allergiebehandlung)

Ärztliche Serviceleistungen
- ❖ Untersuchungen u. Bescheinigungen außerhalb GKV für z.B. Kindergarten, Schule, Sport oder Reiserücktritt
- ❖ Untersuchung zur Überprüfung des intellektuellen und psychosozialen Leistungsniveaus (z.B. Schullaufbahn)
- ❖ Diätberatung ohne Vorliegen einer Erkrankung
- ❖ Gruppenbehandlung bei Adipositas
- ❖ Raucherentwöhnung
- ❖ Beratung zur Hausapotheke
- ❖ Beratung zur Selbstmedikation bei Prävention und Lebensführung

Laboratoriumsdiagnostische Wunschleistungen

❖ Blutgruppenbestimmung auf Wunsch
❖ Anlassbezogener Labor-Teiltest auf Wunsch (Leber-Nierenwerte, Blutfette, Sexualhormone, Schilddrüsenfunktion, HIV-Test)
❖ Untersuchung auf Helicobacter pylori mittels ^{13}C-Harnstoff-Atemtest als Primärdiagnostik
❖ Zusatzdiagnostik in der Schwangerschaft auf Wunsch der Schwangeren
❖ Tests zum Ausschluss von Metallallergien ohne klinischen oder anamnestischen Hinweis (z. B. Amalgam)

Sonstige Wunschleistungen

❖ Kontaktlinsenanpassung und Kontrolle ohne GKV-Indikation
❖ Zyklusmonitoring bei Kinderwunsch ohne Vorliegen von Sterilität
❖ Zusätzliche sonographische Schwangerschaftsuntersuchung auf Wunsch der Schwangeren bei Nichtrisiko-Schwangerschaften
❖ Osteodensitometrie zur Früherkennung der Osteoporose
❖ Injektion eines nicht zu Lasten der GKV verordnungsfähigen Medikaments, auf Wunsch

❖ Beschneidung ohne medizinische Indikation
❖ Refertilisationseingriff nach operativer Sterilisation
❖ Andrologische Diagnostik (Spermiogramm) ohne Hinweis oder Vorliegen einer Sterilität oder nach Sterilisation
❖ Medizinisch nicht indizierte Abklärungsdiagnostik im Rahmen der Beweissicherung nach Drittschädigung (z.B. bei HWS-Schleudertrauma)

Neuartige Untersuchungs- und Behandlungsverfahren

❖ Stoßwellentherapie bei orthopädischen Erkrankungen
❖ Refraktive Hornhautchirurgie bei Kurzsichtigkeit
❖ Bright-light-Therapie der saisonalen Depression
❖ Apparative Schlafprofilanalyse zur Diagnostik von Schlafstörungen
❖ Isokinetische Muskelfunktionsdiagnostik und -therapie zur Rehabilitation nach Sportverletzungen und orthopädischen Operationen

---

Patientenzustimmung zur Durchführung unserer Besonderen Leistungen

Mein behandelnder Arzt Herr Dr. .... hat mich darüber aufgeklärt, dass es sich bei der von mir gewünschten Leistung

....

um keine Leistung meiner Krankenkasse handelt.

Der Eigenanteil in Höhe von € .... ist von mir selbst, ohne Anspruch auf Erstattung durch meine Krankenkasse zu tragen.

Ort, Datum:

....
Unterschrift Patientin/Patient   **Unterschrift Arzt**

Abb. 27 Patientenzustimmung zur Durchführung unserer „Besonderen Leistungen".

Sachverzeichnis